# Emergency First Aid

# 응급처치론

배두열, 권태홍 공저

도서출판 진영사

응급처치론

배두열, 권태홍 공저

2024년 4월 30일 초판 인쇄
2024년 5월 02일 초판 발행

발행인 박 진 영

발행처 도서출판 진영사
인천광역시 부평구 주부토로 236(갈산동 94) 인천테크노밸리 U1 지식산업 센터 B동 1507호
전화 : 032)505-4207
팩스 : 032)505-4206
E-mail : 0183734207@hanmail.net
등록 : 122-91-77317

ISBN 978-89-6541-654-8 93510
값 15,000원

# 머리말

산업화의 발달은 많은 재해사건 응급상황이 발생하게 되었고 응급체계의 필요성을 가지게 되었다. 우리나라는 가스사고, 지하철 화재사고, 세월호 등이 여러 가지 위급상황 대처와 더불어 응급처치의 중요성을 부각시키게 되었고 2012년에는 119와 1339가 통합되어 119가 신속한 정보와 병원 환자치료 이송에 체계적인 발전을 하고 있다.

2003년부터 지금까지 대학은 물론 초 · 중 · 고등학교에서 응급처치법을 강의하며 안전사고 예방교육을 지속적으로 시켜 왔다. 그 동안 세월이 흐른 만큼 주변에서 일어나는 건물 붕괴, 화재, 교통사고 등 각종 안전사고의 대형화에 따른 인명피해가 증가되어 가고 있으며, 그에 따른 현장에서의 즉각적인 응급처치가 더욱 절실하게 필요하게 되었다. 이러한 상황에 발맞추어 응급처치법 강사를 하는 동안 저자가 강의한 교본의 내용과 형태를 요약 정리하여 필요시 응급처치가 가능하도록 이 책을 집필 하였다.

따라서 이 교재를 보다 많은 학생들이 응급처치실습을 통하여 길러진 능력이 일상생활과 근무현장에서 적용되고 응용되었으면 한다.

앞으로도 계속하여 많은 사람들이 응급처치법을 배워 사고를 미연에 방지하고 불의의 사고나 급한 질병이 발생하더라도 환자가 전문적 치료를 받을 수 있을 때까지 올바로 환자를 돌볼 수 있는 지식을 습득하고 실질적인 기술을 숙달할 수 있기를 바란다.

끝으로 원고교정을 봐주신 관계자분과 이 책을 출판을 위해 도와주신 출판사 사장님과 직원들께도 감사드립니다.

2023년 12월

저자 일동

# 목 차

## 제6장 중독



## 제7장 흔히 일어나는 급한 병



## 제8장 국제적십자운동

**부 록**

## 제1장

# 응급처치법의 원리

1. 응급처치의 정의
2. 응급처치의 필요성
3. 응급처치 실시의 범위
4. 응급처치시 알아야 할 사항

# 학습목표

1. 응급환자가 있을 때는 어떻게 하세요. 그리고 응급처치 교육을 받아야 하는 이유를 알아야 한다.
2. 응급상황을 나타내는 징후들을 알아야 한다.
3. 현장에 사람들이 많은 경우 당신이 취해야 할 행동 등을 알아야 한다.

# 제1장 응급처치법의 원리

## 1. 응급처치의 정의

응급처치란 응급의료에 관한 법률에서 응급처치는 위급한 상황으로부터 자신을 지키고 뜻밖의 재난으로부터 경상자나 부상자 환자가 발생했을 때 기도의 확보, 심장박동의 회복, 기타 생명의 위험이나 증상의 현저한 악화를 방지하기 위하여 긴급히 필요로 하는 처치를 말한다. 그들이 전문적인 의료치료를 받기 전까지 적절한 처치와 보호를 해주어 고통을 경감시켜주고 생명을 구할 수 있게 하는 지식과 기능인 것이다.

## 2. 응급처치의 필요성

우연히 당신이 자전거와 자동차가 부딪히거나 사람과 차가 부딪히는 사고를 목격하면 당신은 그 위급상황에서 무엇을 해야 할지 알아야 한다. 모든 사람들은 위급 시에 도움을 줄 수 있는 응급처치를 배워야 하고 제대로 응급처치 하는 요령을 알아야만 한다.[1] 현장에서의 적절한 응급처치는 환자의 생명을 유지하고, 고통을 경감시켜주고 생명을 구하고 그리고 응급상황에서 신속하고 정확한 연락은 환자의 생존 가능성을 높인다.

또한 응급처치는 아무리 단순한 처치라고 해도 의학적인 지식에 근거하여 정확한 동작을 실시해야 한다. 따라서 중요한 것은 항상 사전에 안전관리를 철저히 하고, 사고가 발생했을 때 침착하게 대처하는 능력을 준비해 두어야 한다.

### 1) 사고 및 질병의 예방

응급상황에서 신속하고 정확한 응급의료기관의 연락은 환자의 생존 가능성을 높인다.

1) 응급처치 소책자 대한적십자가 p. 8

**나이별로 한국인의 건강을 위협하는 대표 질병 순위(사고 · 자살 제외)**

**(한국인의 질병부담 2005년 보고서)**

| | 20대 | 30대 | 40대 | 50대 | 60대 | 70대 |
|---|---|---|---|---|---|---|
| 1위 | 우울증 등<br>신경질환 | 위궤양<br>간경화 | 위궤양<br>간경화 | 암 | 암 | 뇌졸중<br>심근경색 |
| 2위 | 위궤양 · 간염<br>등 소화기질환 | 우울증 | 암 | 심근경색<br>뇌졸증 | 뇌졸중<br>심근경색 | 암 |
| 3위 | 천식 등<br>호흡기지환 | 암 | 당뇨 | 당뇨 | 당뇨 | 만성<br>폐쇄성<br>폐질환 |
| 4위 | 결핵 등<br>감염질환 | 심근경색 · 뇌졸<br>증 등<br>심혈관질환 | 심근경색 ·<br>뇌졸증 | 간경화<br>위궤양 | 만성폐쇄성폐<br>질환<br>· 천식 | 당뇨 |
| 5위 | 디스크 등<br>근골격계질환 | 당뇨 | 우울증 | 근골격계질환 | 근골격계질환 | 우울증 |

### 2) 적절한 응급처치방법

응급을 요구하는 상해의 종류나 정도에 따라서 다르다 할 수 있으나 가장 중요한 응급처치는 질식예방을 위한 인공호흡법, 외상에 의한 출혈시의 지혈과 상처보호법, 쇼크(shock) 예방법, 화상 및 골절 등과 같은 응급처치법 등이라 할 수 있다.

### 3) 응급의료서비스체계의 활동

① 적정규모의 지역 내에서 응급사항 발생시 효과적이고 신속하게 의료를 제공하기 위해서 필요한 인력, 장비, 자원 등을 효율적으로 조직하여 운영하는 종합적 의료서비스이다.

② 미국 EMSS(Emergency Medical Services System): EMT-Paramedic 중심이고, 프랑스 SAMU(Serveces d'Aide Medicale d'Irgente): 의사 중심이다.

③ EMA 대응시간: 출동시간(mobilization time) + 반응시간(response time)

도심지역은 5~10분, 시외지역은 10~20분 이내 시행

㉮ 출동시간

㉯ 반응시간

㉰ 현장처치시간

④ EMA의 인적 구성요소

㉮ 일반인(Lay public)

㉯ 현장대응인(First Responder): 최초반응자, 초기처치원

㉰ EMS 통신원(Dispatcher): 전화상담원 119

## 3. 응급처치 실시의 범위

### 1) 전문적인 치료를 받기 전까지의 조치

전문적인 치료를 받기 전까지의 즉각적이고 임시적인 적절한 처치와 보호이며, 전문적인 의료 서비스 요원에게 인계 후에는 모든 것을 그의 지시에 따라 행동한다.

### 2) 응급처치원이 지켜야 할 5가지

① 처치원임을 밝힌다.

② 처치원 자신의 안전을 확보한다.

③ 환자나 부상자에 대한 생사의 판정은 하지 않는다.

④ 원칙적으로 의약품을 사용하지 않는다.

⑤ 어디까지나 응급처치로 그치고 ,그 다음은 전문의료원의 처치에 맡긴다.

### 3) 기본적인 지침의 실천

기본적인 지침을 실천함으로써, 응급처치를 하는 동안 전염의 가능성을 감소시킬 수 있다.

① 가능하면 신체의 분비액과 접촉하지 말아라.

② 구조호흡을 해야 하는 상황에서 구조호흡기구를 사용해라.

③ 환자의 신체 분비액과 당신 사이에 깨끗하고 마른 천(앞치마)이나 신체

보호대를 사용하라.

④ 일회용 장갑을 사용해라.

⑤ 당신에게 있을 수 있는 베인 상처, 긁힌 상처, 피부질환 등을 보호하라.

⑥ 응급처치 할 때 눈, 코, 입을 만지지 말고, 먹거나 마시지도 말라.

⑦ 피로 더럽혀진 물건은 만지지 말라.

⑧ 가까이에 구급상자를 준비하고, 보호장비와 물품을 보관해라.

⑨ 환자를 처치한 후 즉시 비누나 물로 손을 씻어라.

### 4) 응급의료기관에 연락

사람들은 응급상황에서 서로 다르게 반응한다. 응급처치를 배웠던, 안 배웠던 간에 사람들은 잘못된 처치를 할까봐, 그리고 문제를 더 심각하게 만들까봐 두려워한다. 만약 무엇을 해야 할지 확신이 서지 않는다면, 119나 응급처치의료기관에 전화를 해야 한다. 어떤 행동을 취하는 데(응급처치를 포함하여) 최악의 것은 아무 것도 없다.

위급상황에서 행동하려는 결정은 있을지도 모르는 위험에 대하여 우리가 갖고 있는 지식과 가치판단의 기준에 의거하여야 한다. 행동하려는 결정은 때로는 응급처치를 하는 것을 포함하지 않을 수도 있다. 그러나 이 경우에도 119나 응급의료기관에 전화하는 것은 잊지 말아야 한다.

### 5) 응급구조활동의 행동요령

(1) 응급구조활동의 원칙(3C)

① 현장조사(CHECK)

㉮ 현장의 안전(처치원과 환자의 안전) → 준수사항 두 번째

㉯ 무슨 일이 일어났는가 알아야 한다(주위상황 파악).

㉰ 얼마나 많은 사람이 다쳤나 봐야 한다(환자/부상자 수 파악).

㉱ 협조자 수를 파악한다(군중, 교통정리, 보조처치, 병원연락, 환자에 대한 정보를 얻을 수도 있다.).

② 병원연락(CALL)

㉮ 2인 이상 연락(만약 주위에 사람이 아무도 없다면 119에 먼저 전화한 후에 처치해야 한다.

㉯ 병원에 전화하여 통화 당사자의 전화번호를 알려준다. → 119 연락 **실습** “여보세요, 119죠? ...”

㉰ 응급의료서비스기관(EMSS: Emergency Medical Services System) 119에 알려줄 사항은 시간, 장소, 응급상황 내용, 전화하는 사람의 이름과 연락 가능한 전화번호, 환자/부상자 수, 환자의 상태, 실시중인 응급처치 내용 등이다.

㉱ 119의 요원이 전화를 끊지 않도록 한다.

㉲ 전화를 한 후 돌아와서 통화내용에 따라 환자를 처치한다.

③ 처치 및 도움(CARE)

㉮ 상태조사

- 호흡계와 순환계 확인
- 기도(Airway): 기도개방여부
- 호흡(Breathing): 호흡여부(보고, 듣고, 느끼기)
- 순환(Circulation): 맥박, 심한 출혈여부 확인

㉯ 의식이 있는 환자 - 환자에게 직접 물어본다. **실습** “괜찮습니까?”

㉰ 의식이 없는 환자 - 주위 사람들에게서 필요한 정보를 얻는다. **실습** ABC

- 기도가 열려 있는지(Airway)
- 숨을 쉬고 있는지(Breathing)
- 혈액순환이 되는지, 출혈이 있는지(Circulation)

㉱ 생체징후(호흡, 체온, 맥박, 혈압)를 확인한다.

㉮ 머리에서 발끝까지 만져서 다른 부상여부를 조사한다.

**실습** 주의점

- 머리상태 파악
- 호흡상태 파악
- 피부색 파악
- 신체 파악

④ 응급처치 활동시 일반적인 유의사항

㉮ 생명이 위급한 호흡정지, 심장정지, 대출혈, 중독 환자부터 처치한다.

㉯ 처치원임을 밝힌다. → 처치 전 동의를 얻어야 한다.

㉰ 환자가 편안하게 쉬도록 도와주고 안심시켜라.

㉱ 부상자나 환자의 상태를 조사하고 자세를 교정한다.

〈환자를 발견했을 때〉

ⓐ 의식 확인 : 환자의 한쪽 어께 위를 가볍게 두드린다.

ⓑ 의식이 없는 환자 확인

- 호흡계, 순환계 확인 : 기도, 호흡, 순환
- 호흡확인(10초) : 숨 쉬는 것을 보고 듣고 느끼기
- 호흡이 있는 환자는 맥박이 있고 쉬고 있는 것(회복자세)
- 호흡이 없는 사람은 즉시 구조호흡을 해야 한다.

* 맥박 확인(10초) : 성인, 어린이 → 경동맥 영아 → 상박동맥

| 구분 / 내용 | 맥박이 있는 경우 | 맥박이 없는 경우(성인) |
|---|---|---|
| 환자의 유형 | 여전히 숨을 쉬지 않으면 구조호흡 | 심폐소생술(CPR) |

* 머리부터 발가락까지 환자의 신체조사 → 출혈이 있는지 확인

ⓒ 의식이 있는 환자 확인

- 환자에게 직접 물어본다.
- 환자나 주변으로부터 정보를 얻는다.
- 환자조사방법(성인 → 머리부터 발가락으로. 영아나 어린이 → 발가락부터 머리로 확인)
- 의식상태와 호흡의 변화에 대해 주목한다.
- 유아나 어린이는 성인보다 숨을 빨리 쉰다.
- 성인의 맥박은 1분에 약 72회 뛰는데 느리거나(50회 이하) 빠르면 (100회 이상) 위험하다.
- 움직일 수 있는지 파악(어께와 가슴과 복부, 손발의 움직임)한다.
  * 손발이 움직이지 않으면 신경계통 손상 가능성
  * 골절인 경우는 골절 부위의 말단쪽을 움직이지 못함 (주관절 골절은 팔꿈치 이하를 못 움직임).
  · 살을 움직이지 못함 → 척추 손상
  · 양손을 움직이지 못함 → 목 손상
  · 양다리를 움직이지 못함 → 허리 손상
  · 한쪽 손과 다리를 움직이지 못함 → 뇌 손상
- 피부상태 확인
  * 청홍색 : 호흡 불가능, 심장정지 전(前), 약물 중독
  * 창백: 피부가 차갑고 건조, 대출혈, 심장 발작으로 혈압이 낮아지는 등 혈액순환 악화
  * 붉은색: 혈압 높음, 일산화탄소 중독, 일사병, 열사병

## 4. 응급처치시 알아야 할 사항

### 1) 동의

#### (1) 명시적 동의

의식이 있는 경우, 즉 이성적인 결정을 내릴 수 있는 법적인 성인

에게는 사전동의를 얻어야 한다. 응급처치원은 자기의 이름을 밝혀야 한다. 그리고 응급처치교육을 받았음을 밝혀야 한다.

(2) 묵시적 동의

묵시적 동의는 환자가 의식이 없거나, 생명이 위험할 때 이루어지는 동의 방법이다. 만약 환자가 의식이 없는 경우라면 응급처치에 동의할 것이라고 가정한 상태로 처치를 하여도 무방하다.

### 2) 선한 사마리아인의 법

이 법은 응급상황에서 질병이나 사고로 인하여 응급처치가 필요한 사람에게 구조활동을 하는 의료인이나 일반인을 보호하기 위한 법적 소송과 법률을 말한다.

응급상황을 발견한 최초 반응자가 구조활동을 하다 보면 자신의 책임이 어디까지인지 의문이 발생한다. 이러한 책임 한계에 대한 의문점 해소와 응급상황을 회피하지 않고 응급구조활동을 하는 시민을 보호하기 위하여 만들어진 법이 바로 선한 사마리아인의 법인 것이다.

미국의 주마다 조금씩 다르지만 이 법은 법적 의무 또는 근무중이 아닌 의료인과 일반 시민이라도 응급상황에서 선의의 구조활동을 하면 선한 사마리아인의 법에 의해 면책을 받을 수 있다.

환자의 생명을 구하거나 부상의 악화를 막기 위해 최선을 다할 것만을 요구하고 있다. 환자의 결과 사망, 불구 등에 대한 책임을 묻지 않는다. 선한 사마리아인에 대해 형사책임에 대한 면책과 구조활동 중에 발생한 응급환자 처치에 소요된 재산상의 피해에 대해서도 금전적 보상 없이 면책을 보장하고 있다. 그러나 이 법이 있다고 해서 무조건적으로 면책이 되는 것은 아니다.

**※ 응급처치시 알아야 할 사항**

**· 동의 구하기**

**명시적 동의** : 의식이 L있는 경우, 즉 이성적인 결정을 내릴 수 있는 법적인 성인에게는 사전 동의를 얻어야 한다. 처치원은 자신의 이름을 대고 응급처치교육을 받았음을 밝혀야 한다. 그리고 앞으로 해줄 응급처치에 대해 설명을 해야 한다. 환자의 상태에 따라 직접 말을 하거나, 고개를 끄덕이는 방법으로 표현하기도 한다.

**묵시적 동의** : 환자가 의식이 없거나, 생명이 위험할 때 이루어지는 동의방법이다. 만약 환자가 의식이 있는 경우라면 응급처치에 동의할 것이라고 가정한 상태로 처치를 하여도 무방하다. 또한 응급처치원이 행동을 시작할 때 거부하지 않으면 동의를 얻었다고 보아도 된다.

**응급의료에 관한 법률[일부개정 2008.6.13. 법률 제9124호], 시행일 2008.12.14..**
**선의의 응급치료에 대한 면책(법 제5조의 2 신설)**

응급의료종사자가 아닌 자, 다른 법령에 따라서 응급처치 제공의무를 가진 자가 아닌 자.
응급의료종사자 및 응급처치 제공의무를 가진 자가 업무수행 중이 아닌 때에 각각 응급의료 또는 응급처치를 제공하여 발생한 재산상 손해와 사상(死傷)에 대하여 고의 또는 중대한 과실이 없는 경우 그 행위자는 민사책임과 상해에 대한 형사책임을 지지 아니하고 사망에 대한 형사책임은 감면함.

선한 사마리아인 법이 적용되는 경우
- 생명이 위급한 상황에서 행동을 할 때
- 올바른 신념에 따라 행동을 할 때
- 보상을 바라지 않고 행동을 할 때
- 악의에 찬 행위, 또는 지나친 과실을 범하지 않았을 때

# 핵심단어

▶응급처치(First Aid): 다친 사람이나 급성질환자에게 사고 현장에서 즉시 취하는 조치로 119 신고로부터 부상이나 질병을 의학적 처치 없이도 회복될 수 있도록 도와주는 행위까지 포함

▶응급의료체계(Emergency Medical Service/EMS): 적정규모의 지역 내에서 응급상황 발생 시 효과적이고 신속하게 의료서비스를 제공하기 위해서 인력, 시설, 장비를 배치하는 조직을 말하며, 우리나라에서는 119 구급대가 대표적

▶일차반응자(First Respoder): 사고 현장이나 응급상황이 발생한 현장에 처음 도착한 응급처치 교육을 받은 반응자로 경찰, 소방관, 응급구조사, 일반인 등이 포함

▶현장조사(Check): 응급환자가 발생된 현장의 안정성, 환자수, 환자의 심각성, 필요한 인력과 자원 등을 파악

▶119신고(Call): 현장조사 내용을 신속하게 119에 신고

▶처치 및 도움(Care): 현장에서 응급의료요원 도착 전까지 응급환자의 상태를 돌봄

제2장

# 쇼크(충격), 구조호흡, 심폐소생술, 기도폐쇄

1. 쇼크(shock)
2. 자동제세동기
3. 심폐소생술
4. 기도폐쇄

# 학습목표

1. 쇼크시 응급처치 방법을 알아야 한다.
2. 심정지 환자에 대한 심폐소생술의 필요성을 설명할 수 있어야 한다.
3. 심폐소생술의 단계를 정확히 이해하고 시행할 수 있어야 한다.

# 제2장 쇼크(충격), 구조호흡, 심폐소생술, 기도폐쇄

## 1. 쇼크(shock)

### 1) 정의

순간적인 혈액순환의 감퇴로 인하여 몸의 기능이 부진되고 허탈한 상태를 말한다.

### 2) 원인

심한출혈(대출혈), 화상, 패혈증, 심부증, 탄상, 익수, 가슴·머리부상, 과민반응 등이 있다.

### 3) 처치 및 예방

(1) 자세(얼굴 색깔에 따른 처치)

① 119에 신고한다.

심장으로 혈액흐름을 증가시키기 위해 다리를 가슴보다 높이 올려준다. 머리나 가슴에 부상이 없으면 하체를 20~30cm 정도 높인다.(머리, 목, 등에 부상이 있거나 엉덩이와 다리에 골절이 예상 될 경우는 제외)

② 머리나 가슴에 부상이 있으면 벽에 비스듬히 기대게 한다.

③ 의식이 없는 환자는 기도를 개방하고 편안한 자세로 눕는다.

④ 중상자는 누구나 충격 상태를 일으킬 염려가 있으므로 응급처치를 실시하여 예방한다.

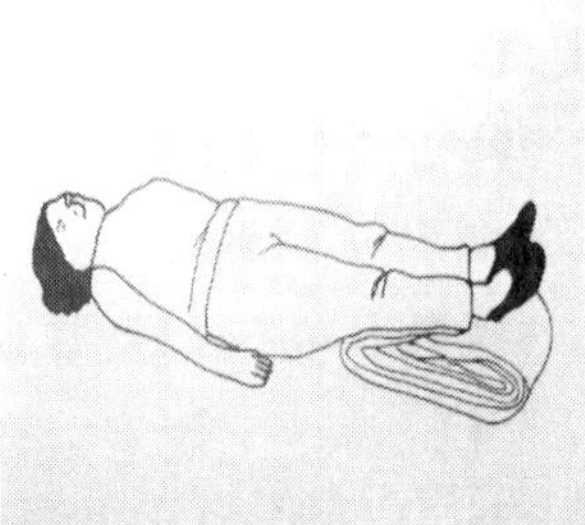
일반적인 충격(예방) 처치의 자세

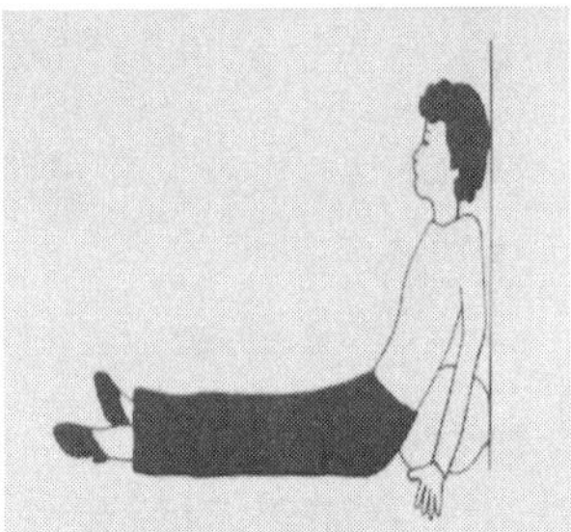
가슴손상 환자의 충격(예방) 처치의 자세

(2) 보온(정상체온 유지)

① 담요를 잘 깔고 덮어준다. 그리고 체온손실을 최소화 한다. 웃옷, 신문지, 뜨거운 물병, 데운 돌 등의 대용품을 사용한다.

② 일사병, 열사병 등의 높은 열에 의한 환자는 시원하게 한다.

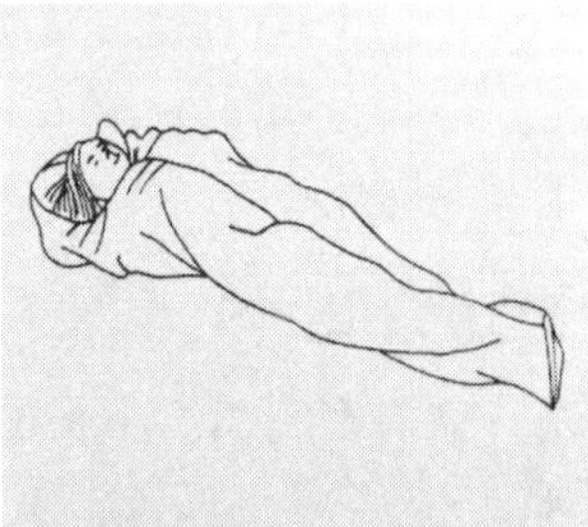
충격(예방) 처치를 위한 보온

(3) 음료(의식의 유무에 따른 제공여부)

① 음료(물, 청량음료, 이온음료)를 공급하는 환자는 의식이 있는 환자, 일사, 열사, 설사환자 등이다.

② 음식이나 음료를 주지 않는다. 공급하지 않는 환자는 의식이 없거나 희미한 환자, 대출혈, 내출혈, 골절 등으로 수술해야 하는 환자이다.

③ 지속적으로 기도 호흡 순환을 확인한다.

### 4) 증상

① 일시적이며 가벼운 정도의 것에서 죽음에 이르기까지의 여러 단계이다.

② 즉시 나타나기보다는 서서히 일어난다.

㉮ 얼굴 창백하고 차가움

㉯ 식은땀이 나며 현기증

㉰ 메스꺼움을 느끼며 구토나 헛구역질

㉱ 맥박이 약하고, 때로는 빠름

㉲ 호흡이 빠르다.

㉳ 차츰 의식이 없어짐

## 2. 자동제세동기

1) 시술자에게 시청각 정보로 알려주며, 설정된 제세동 에너지를 충전하여 시술자로 하여금 제세동을 시행하도록 유도한다. 자동제세동기를 적용할 때에도 다른 구조자가 함께 있다면 가능한 기본 소생술을 중단하지 않는 것이 바람직하며, 자동제세동기의 적용순서는 다음과 같다.

① 자동제세동기의 전원 스위치를 켠다.

㉮ 제세동을 실시한 이후에는 즉시 가슴압박을 실시하여야 하므로 자동제세동기는 이에 방해가 되지 않도록 환자의 머리 옆에 위치시킨다.

㉯ 자동제세동기의 음성 메시지에 따라 정확한 위치에 두개의 전극을 부착한다.

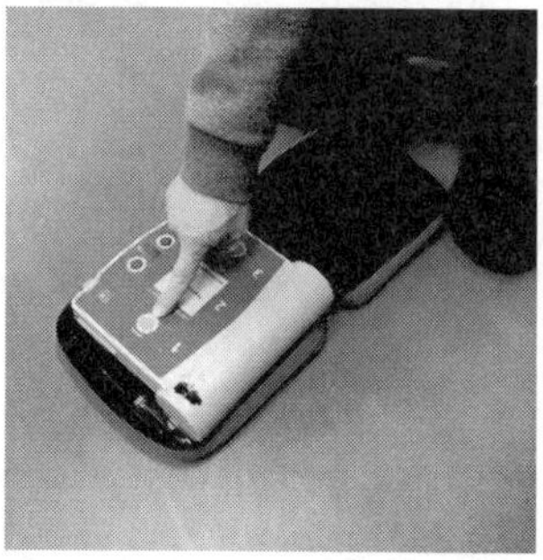

2) 자동제세동기의 음성 메시지에 따라 정확한 위치에 두 개의 전극을 부착한다.

㉰ 전극은 심장에 최대의 전류를 전달할 수 있도록 위치시켜야 한다.

전극 표면의 그림을 따라 한 전극은 오른쪽 쇄골의 바로 아래에 위치시키고 다른 전극은 왼쪽 젖꼭지 바깥쪽 아래로 겨드랑이의 중앙선에 위치하도록 부착한다.

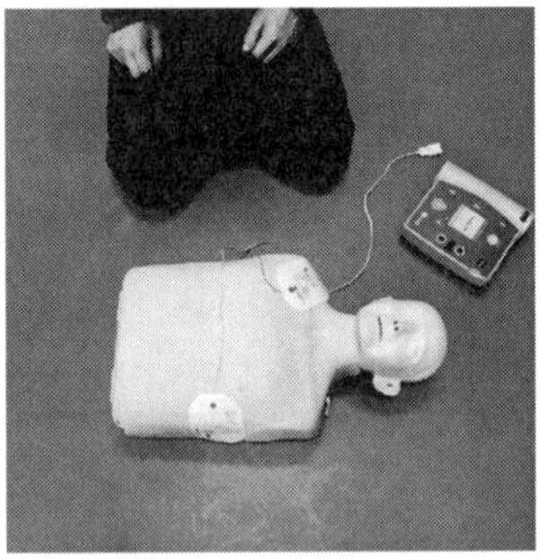

3) 음성 메시지에 따라 전극의 커넥터를 자동제세동기 본체에 연결한다.

㉱ 커넥터를 본체에 연결하면 제세동기는 자동적으로 분석을 시작하며, 기기에 따라 분석 버튼을 따로 눌러야 하는 자동제세동기도 있으므로 주의하여야 한다.

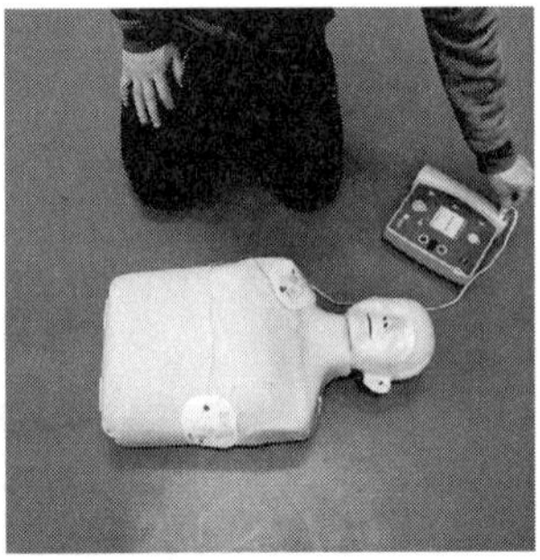

4) "분석중…"이라는 음성 메시지가 나오면 환자에게서 손을 떼도록 한다.

㉲ 만약 다른 구조자가 기본 소생술을 시행하고 있는 중이라면 분석에 방해가 되지 않도록 중지할 것을 요청한다.

㉳ "제세동이 필요합니다."라는 음성 메시지와 함께 자동제세동기 스스로 설정된 에너지로 충전을 시작한다면 주위의 사람들에게 제세동을 시행한다는 사실을 알리고 환자에게서 떨어지도록 지시한다.

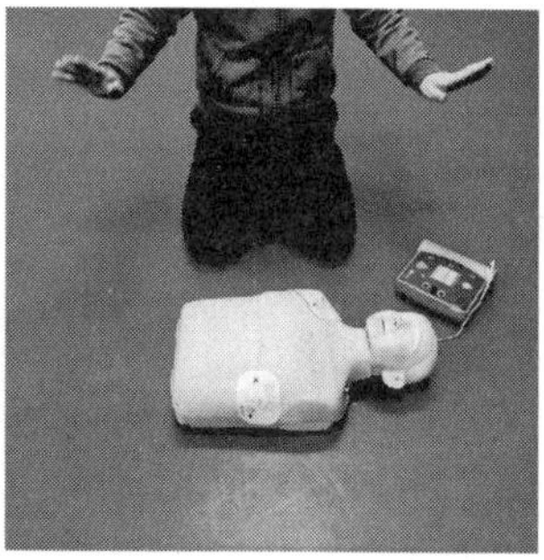

5) 제세동 버튼을 누른다.

㉮ 시술자는 제세동 버튼을 누르기 전에 반드시 환자와의 접촉이 없는지 다시 한 번 확인하여야 한다.

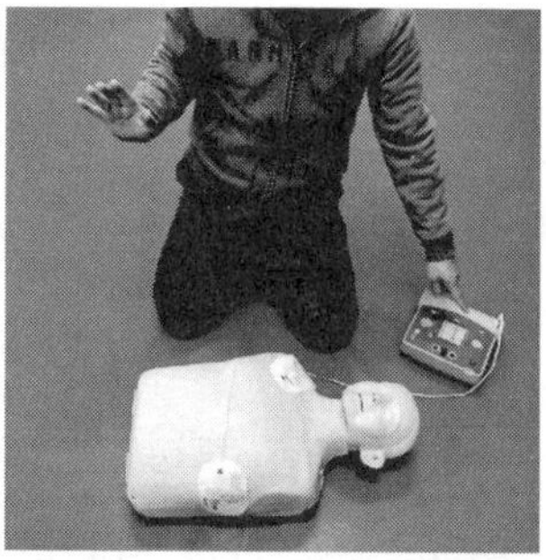

6) 제세동을 실시한 이후에는 지체없이 가슴압박을 시작으로 기본 소생술을 다시 시작한다.

㉮ 제세동 시행 후 2분이 경과하면 자동제세동기는 다시 분석을 시행하므로 ④의 단계부터 순서대로 반복한다.

㉯ "제세동 필요하지 않습니다."라는 음성 메시지가 나오면 지체없이 가슴압박을 시작으로 기본 소생술을 시작한다.

㉰ 자동제세동기의 적용은 기본 소생술의 시행과 함께 응급의료진이 현장에 도착할 때까지 지속되어야 한다.

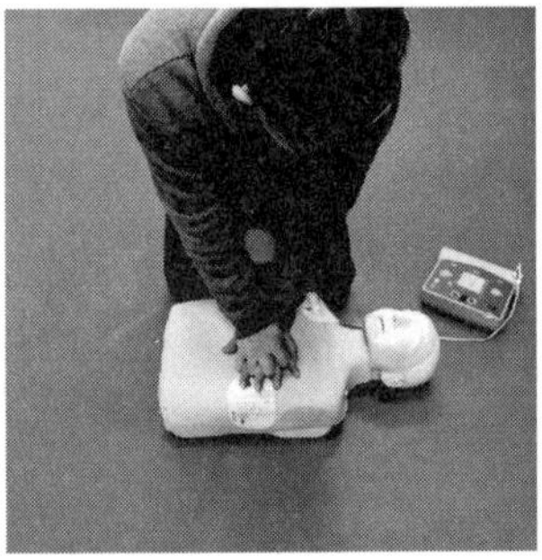

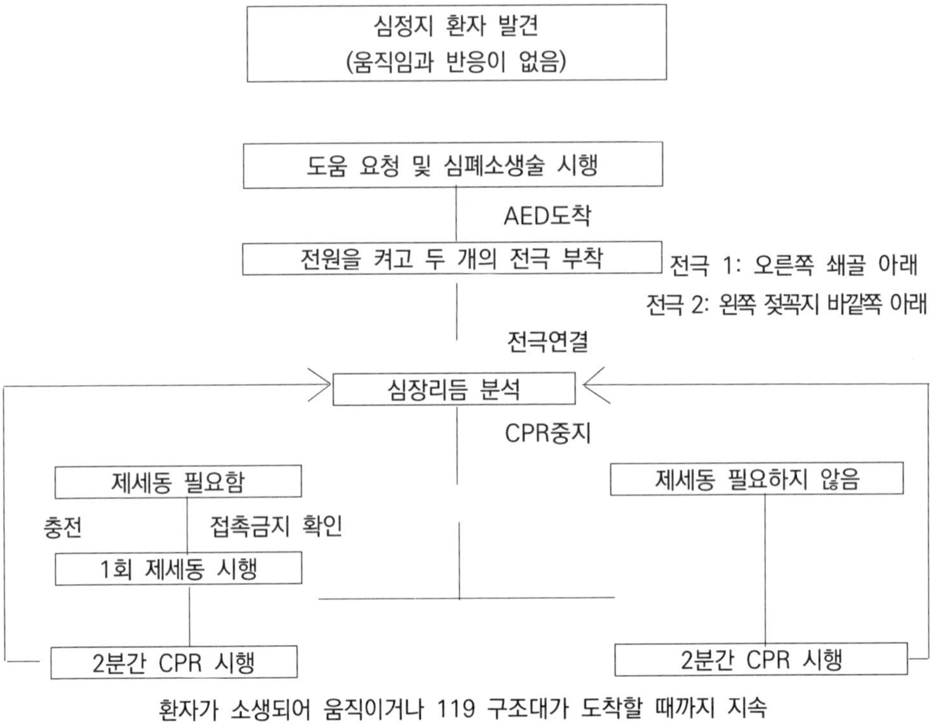


**자동제세동기 적용의 흐름도**

## 3. 심폐소생술

### 1) 생존사슬(chain of survival)

- 생존사슬 5단계

| 1단계 | 2단계 | 3단계 | 4단계 | 5단계 |
|---|---|---|---|---|
| 심정지의 예방과 조기 발견 | 신속한 신고 | 신속한 심폐소생술 | 신속한 제세동 | 효과적 전문소생술과 심정지 후 치료 |

우리나라의 경우에는 병원에 도달하기 전, 응급처치를 담당하는 119구급대가 신고를 받고 심정지 현장에 도착하기까지는 평균적으로 5~10여분 이상이 소요 되는 것으로 알려져 있다. 치처럼 심정지 환자의 소생을 위해서는 목격자에 의한 빠른 심폐소생술 시행이 중요하다.

① 심정지의 예방과 조기 발견

심정지가 발생된 이후에는 적절한 심폐소생술이 시행되더라도 생존율이매우 낮기 때문에 생존사슬의 첫 번째 고리는 심정지의 예방과 조기 발견이다.

② 신속한 신고

두 번째 고리는 신속한 신고로써 우리나라에서 심정지 환자를 신고하는 전화번호는 119이다. 응급전화상담요원의 도움으로 심폐소생술을 지도 받아 시행할 수 있으므로 당황하지 않아도 된다.

③ 신속한 심폐소생술

신속한 신고 후에 전문응급의료요원이 도착할 때까지 심정지 환자에게 사장 필요한 처치는 최초 목격자는 지체 없이 심폐소생술을 시행하여 뇌 손상을 지연시키거나 발생하지 않도록 하는 단계이다.

④ 신속한 제세동

심폐소생술 시행 중 제세동(심장충격) 기가 도착하면 즉시 1회 제세동 후 가슴압박을 시작으로 음성메세지에 따라 시행하는 단계이다. 제세동이 1분 지연될 때마다 제세동의 성공 가능성은 10%씩 감소한다.

⑤ 효과적 전문소생술과 심정지 후 치료

심정지 환자를 의료기관으로 이송하여 의료인에 의한 전문소행술과 원인에 따른 관상동맥중재술 등 통합치료를 하는 단계이다. 의료인에 의한 심정지 후 통합처치는 환자의 생존에 가장 큰 영향을 미치기에 적정치료를 받을 수 있는 의료기관으로의 이송이 중요하다.

## 2) 혈액순환과정

심장→동맥→모세혈관→정맥→심장→폐→심장

## 3) 심장

① 속이 비어 있는 근육기관

② 펌프작용(맥박): 성인은 1분에 72회 정도

## 4) 맥박

① 신체의 여러 곳에서 느낄 수 있는 동맥의 맥박

② 동맥보다 혈압이 낮으며 정맥에는 맥박이 없다.

## 5) 심장질환

〈징후〉

① 심장마비는 보편적 신호

② 가슴에 사라지지 않고 계속되는 불편, 압박, 고통

③ 호흡곤란, 소화불량, 방사통(턱, 어깨, 왼팔)

④ 얼굴이 창백, 땀으로 축축해질 수도 있으며 현기증

⑤ 고통이 심각하고 3~5분 안에 사라지지 않으면 119에 연락

심정지발생 ⇒ 임상적사망(4 ~ 6분) ⇒ 뇌사 ⇒ 생물학적 사망

## 8) 성인 심폐소생술

① 순서와 방법

현장 안저 확인→ 반응 확인 의식/호흡 확인 및 주변 도움 요청(119 신고 및 자동제세동기)→가슴 압박 30회(분당 100~120회, 5cm 이상의 깊이)→기도개방 및 인공호흡 2회→가슴 정중앙(복장뼈의 아래쪽 1/2)에 압박과 인공호흡을 시행해야 한다.

㉮ 의식/호흡 확인 및 주변 도움 요청(119 신고 및 자동심장충격기)

㉯ 2분간 가슴압박소생술 압박 30회(분당 100~120회, 약 5cm 이상의 깊이)

㉰ 기도 개방 및 인공호흡을 시행

㉱ 제세동기 도착 및 패드 부착 시까지 가슴 압박과 인공호흡을 시행해야 한다.

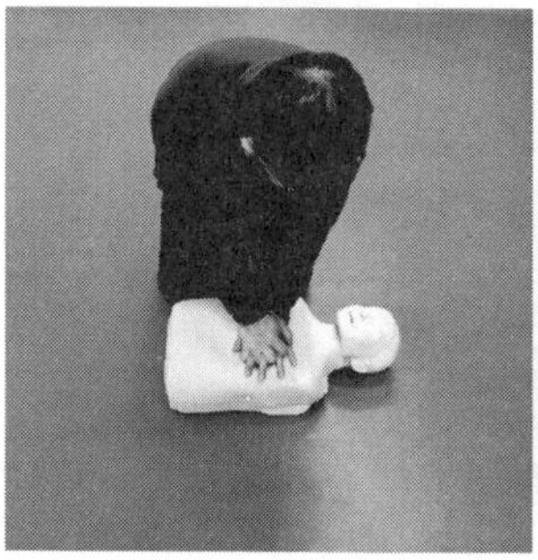
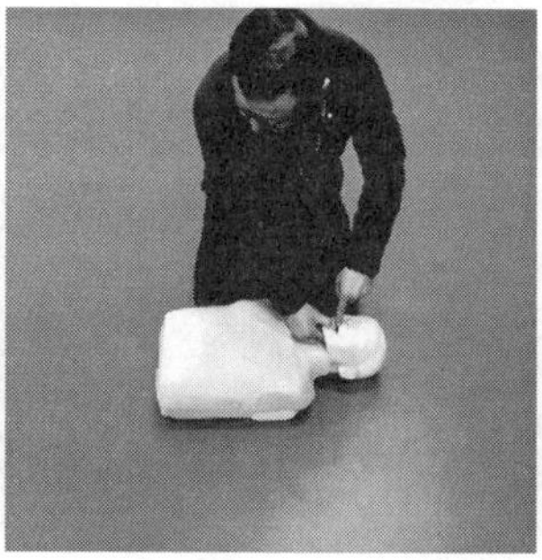
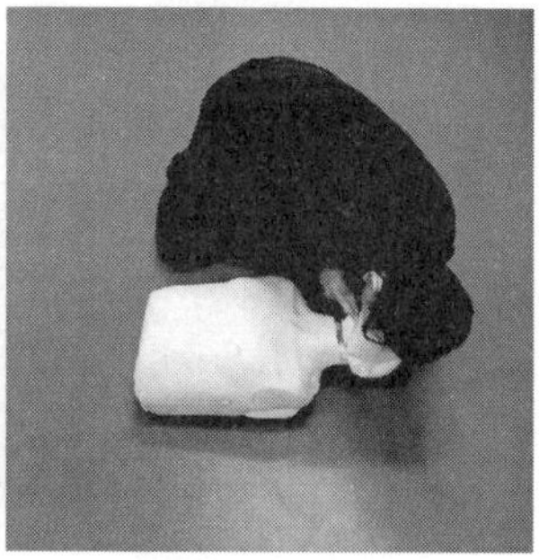

② 주의사항

㉮ 우선 환자와 자신이 있는 공간이 안전한 곳인지 확인한다.

㉯ 구조자는 손의 손가락을 펴거나 깍지를 껴서, 가슴 압박할 때 손가락 끝이 심장정지 환자의 가슴에 닿지 않도록 한다. 팔꿈치는 펴서 수직 방향으로 체중을 이용하여 압박한다.

㉰ 인공호흡은 반드시 턱을 들고 머리를 뒤로 젖힌 후 개방 유지상태에서 시행하도록 한다.

## 7) 어린이 심폐소생술

① 압박자세 취하는 것까지는 성인과 동일

㉮ 의식/호흡 확인 및 주변 도움 요청(119 신고 및 자동심장충격기)

㉯ 2분간 가슴압박소생술가슴 압박 30회(분당 100~120회, 약 5cm 이상의 깊이)

㉰ 기도 개방 및 인공호흡을 시행

㉱ 자동심장충격기 도착 및 패드 부착 시까지 가슴 압박과 인공호흡을 시행해야 한다.

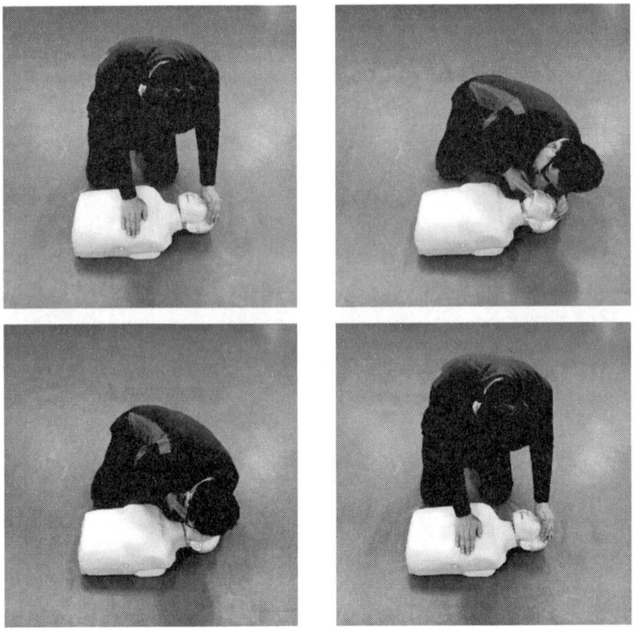

## 8) 영아의 심폐소생술

① 압박자세 취하는 것까지는 성인과 동일

㉮ 의식/호흡 확인 및 주변 도움과 119 신고 및 자동심장충격기를 요청

㉯ 가슴 압박 30회 그리고 분당 100~120회, 약 4cm 이상의 깊이로 압박

㉰ 기도 개방 및 인공호흡을 시행

㉱ 자동심장충격기 도착 및 패드 부착 시까지 가슴 압박과 인공호흡을 시행해야 한다.

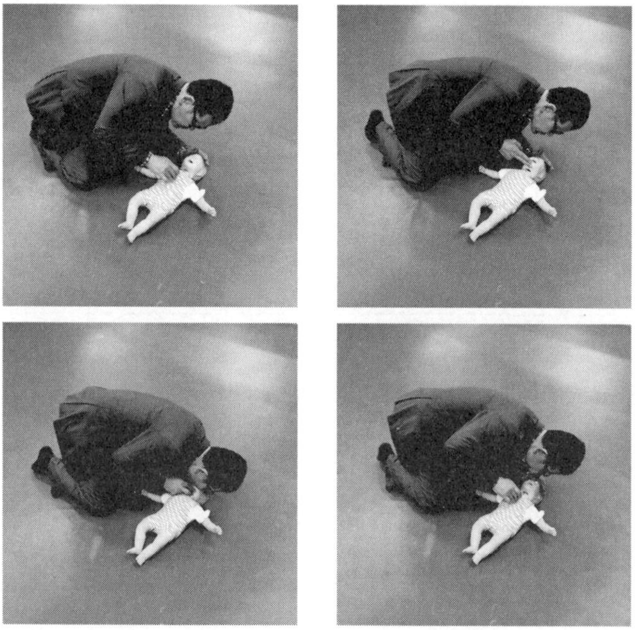

### 9) 심폐소생술을 멈출 수 있는 경우

① 환자가 깨어났을 때

② 구급상황요원이 도착했을 때

③ 교대할 사람이 있을 때

④ 구조자가 도저히 지쳐서 못할 경우

### 10) 코로나19 유행과 관련된 고려 사항

① 감염 차단을 위해 보건용 마스크(가능한 KF94)를 착용한다.

② 감염병 유행 시기에는 항상 마스크를 착용한다.

## 4. 기도폐쇄

| 구분<br>내용 | 의식이 있는 경우 | 의식이 없는 경우(성인) |
|---|---|---|
| 순서형태2) | 복부 밀쳐 올리기(배꼽 위와 흉골 아래쪽 끝 사이의 복부 중앙에 주목이 쥐어지게) | 현장조사, 의식유무확인, 연락→호흡확인(10초)→자세교정→기도개방→2차 호흡확인→두 번 충분히 불어넣기→(호흡이 안 되면) 다시 기도개방→두 번 충분히 불어넣기→(또 안 들어가면) 기도가 막힌 것으로 간주. 심폐소생술 실시→손가락을 꺼내기 실시→두 번 충분히 불어넣기→순서대로 반복 |
| | 계속하지 말고 한 번씩 확실하게 | |
| | 이물질 제거되었는지 확인 | |
| | 환자가 불편함 없이 호흡을 하게된 후에도 가까운 병원의 응급실로 데려갈 것 | |
| | 가슴압박(임산부, 매우 비만할 경우) | |

### 1) 이물 제거 방법

① 기침(Choghing)

㉮ 정상적인 생리기전인 기침을 이용하여 이물질을 제거하는 방법이다.

㉯ 부분적 기도폐쇄 중 어느 정도 호흡이 가능한 경우이다.

② 등두드리기(Back blow): 영아에게 많이 사용한다.

㉮ 오른쪽 손꿈치로 견갑골 사이를 5회 정도 강하게 친다(3~5초).

㉯ 영아의 호흡이 회복되어 숨을 잘 쉴지라도 병원 응급실에 데려가야 한다.

③ 복부 밀쳐 올리기(Heimlich Maneuver(=Abdominal thrusts)): 성인, 소아에게 사용한다.

㉮ 의식이 있는 경우는 환자를 세우고 뒤에 서거나 무릎을 꿇고 앉는다. 압박위치는 배꼽 위 3cm 지점, 검상돌기와 배꼽 1/3지점에 5회 정

---

2) 응급처치 엄기매 외 2명 공저, p. 91

도 실시한다.

㉯ 의식이 없는 경우(astride position)는 환자의 엉덩이나 대퇴부를 깔고 앉아 얼굴을 향해 앉는다. 그리고 한손의 손꿈치를 압박위치에 놓으며 바닥을 향하여 누르며 머리 방향을 향하여 5회 정도 밀쳐 올린다.

④ 흉부압박(Chest Thrusts): 비만자, 임산부, 영아

㉮ 자세 및 방법은 의식이 있는 경우 환자를 세우거나 앉힌 자세를 말하고 의식이 없는 경우는 심폐소생술 시행위치와 동일하게 한다. 영아의 경우 머리를 몸통보다 낮춰 대퇴부로 받친다.

㉯ 압박의 위치는 심폐소생법 압박위치와 동일하며 늑골이나 흉골 하단(검상돌기 위)에 손이 놓이지 않도록 주의한다.

⑤ 손가락에 의한 이물제거법(Finger sweep)

㉮ cross finger technique(수지교차법)은 성인만 사용한다)

㉯ Tougue-jaw-lift(하악거상법)은 일반적 방법이다.

# 핵심단어

▶심정지치(Cardiac arrest): 혈액순환을 담당하는 심장이 갑자기 멈춤으로 인하여 수분이내에 적절한 응급처치가 실시되지 않으면 사망하게 되는 상태

▶심폐소생술(CPR): 심정지 환자에서 멈추어진 심장의 자발순환을 회복시키려는 일련의 응급처치 과정

▶쇼크(Shock): 혈액이 세포 생존에 필요한 물질과 산소를 전달하지 못하여 주요 장기기능 저하가 오는 상태

▶심실세동(Ventricular Flbrillation / VF): 심장이 매우 빠르고 불규칙하게 수축함으로써 실재적인 심박출량을 만들어 내지 못하고 가늘게 떨고 있는 상태

▶제세동(Defibrillation): 심실세동기 발생된 심장에 강한 전류를 일시적으로 통과시킴으로써 심실세동을 종료시키고 심장이 다시 정상적으로 작동 하도록 하는 전기 충격치료

▶자동제세동기(automated extemal defibrillator, AED): 자동으로 환자의 심전도를 판독하여 제세동의 시행 여부를 결정하는 장비로, 현장에서 누구나 사용하도록 자동화되어 있으며 심장 리듬을 자동으로 분석하여 필요한 경우 제세동을 시행할 수 있도록 유도하여 주는 의료

제3장

# 상처, 드레싱 및 붕대

1. 상처(착상)
2. 드레싱 및 붕대

# 학습목표

1. 상처 종류를 설명할 수 있다.
2. 드레싱 방법과 붕대의 사용 방법을 알아야 한다.
3. 외부출혈에 대한 지혈법을 설명할 수 있다.

## 1. 상처(착상)

### 1) 정의

신체 조직의 손상을 말하며 주로 피부나 점막이 손상된 상태를 말한다.

### 2) 원인 및 종류

| 구분<br>종류 | 원인 | 출혈 정도 | 감염 정도 | 비고 |
|---|---|---|---|---|
| 찰과상 | 마찰이나 긁힘 | 적음 | 많음 | |
| 절 창 | 칼, 면도날, 유리조각 등에 벤 상처 | 많음 | 적음 | 출혈방지 |
| 열 창 | 둔한 물건에 타박 또는 압박 | 적음 | 많음 | |
| 자 창 | 못, 바늘, 철사 혹은 총알 등에 찔린 상처 | 적음 | 가장 많음 | 상처부위가 깊고 소독하기가 곤란 |

① 출혈(Bleeding)

㉮ 성인 혈액량: 남자의 경우 마른 체형(체중의 8%), 여성의 경우(체중의 7%)

㉯ 보유 혈액량: (성인 500~600ml, 소아 200~300ml) 10% 이상 출혈 시 증상 발현(發現)한다.

② 손상 혈관

㉮ 동맥(Arteries)출혈: 힘차게 분출하는 형태→모든 지혈법

㉯ 정맥(Veins)출혈: 분출 없이 흘러나온다.→국소거양, 직접압박

㉰ 모세혈관(Capillaries)출혈: 삼출성(스며 나옴)→드레싱

### 3) 응급처치

(1) 출혈이 심할 경우

① 즉시 지혈하고 출혈부위를 높게 하여 안정되게 눕힌다.

② 출혈이 멎기 전에는 음료를 주지 않는다.

③ 지혈방법: 직접 압박, 지압점 압박, 지혈대 사용 등

(2) 출혈이 심하지 않을 경우

① 감염예방을 한 후 응급처치원은 반드시 손을 씻는다. 손은 미생물의 침입경로 및 전파수단이 되므로, 손의 위생이 중요하다.

② 상처를 손이나 더러운 것으로 만지지 않는다.

③ 엉키어 뭉친 핏덩어리는 떼어내지 않는다.

④ 소독된 거즈를 상처에 대고 드레싱을 한다.

⑤ 의사의 치료를 받게 한다.

(3) 감염상처

① 크지 않은 상처는 비누나 물로 닦으면 된다.

② 출혈을 조절하는 것이 중요하다.

③ 초기 감염신호: 상처 주변이 붓거나 붉어진다. 고통으로 열이 나고 쑤시기도 하다. 고름이 생길 수도 있다.

④ 감염이 심할 경우: 열이 나며 곪고 심하면 임파선이 붓는다.

⑤ 처치: 상처부위를 깨끗이 하고 따뜻한 물에 담그고 감염된 부위를 올리면 중력에 의해 혈액의 압력이 감소되어 출혈이 조절한 후 처치, 매일 드레싱을 바꿔준다. 의사의 진료를 받는다.

(4) 파상풍

① 파상풍균의 특징: 혐기성균으로 공기 중에서도 잘 견딘다.

② 증상: 얼굴의 경련→턱의 마비→전신으로 파급→사망한다.

③ 처치: 드레싱을 대고 의사의 진찰을 받는다. 파상풍균에 대한 항

생제를 맞는다.

### 4) 위험성

(1) 감염

상처에 병균이 침입하여 번식하는 것이다.

(2) 출혈

체중의 20%는 위험하고 , 30%는 생명을 잃게 된다.

체중 50~60kg인 사람은 4,000~5,000cc의 피를 가지고 있는데 이중 1,000cc(20%)를 흘리면 생명이 위험해지고 1,500(30%)을 흘리면 생명을 잃게 된다.

### 5) 지혈방법

(1) 직접압박

① 창상의 90% 이상은 직접압박으로 지혈가능하다. 외부출혈의 일반적인 지혈 방법이다. 심장보다 높게 든다.

② 거즈나 기타 깨끗한 헝겊을 두텁게 접어서 상처 위에 대고 직접 누르고 붕대로 단단히 감아준다.

③ 10번 이상 압박한다.

(2) 간접압박(지압점압박)-Arterial pulse point(동맥점)

① 측두동맥 지압점: 머리손상, 측두 하악관절 위에 위치

② 안면동맥 지압점(외상악 동맥): 안면 손상, 하악각 내측에 위치

③ 쇄골하동맥 지압점: 어깨, 목의 손상, 쇄골 아래에 위치

④ 상박동맥 지압점: 팔의 손상, 주관절 내측 5cm 위에 위치

㉮ 팔 출혈시

㉯ 상박동맥을 압박하면 손목의 동맥이 뛰지 않는다.

⑤ 대퇴동맥 지압점

㉮ 하지 출혈시, 서혜부 중간에서 골반쪽으로 압박한다.

㉯ 15분 이상은 압박을 금지한다.

㉰ 언제나 직접 압박과 동시에 실시한다.

(3) 지혈대(Tourniguet); 사용부위 사지(四肢)로 한정

① 최후수단으로 상처 가까이 묶는다.

② 폭이 5CM 이상의 띠(천)으로 완전하게 지혈한다.

③ 상처의 가장 가까운 곳에 지혈대를 매고 묶은 시간을 표시 기록하고 저혈현상을 파악한다.

④ 완전 지혈하고 의사지시 전에는 절대 풀지 않고 지혈대를 묶은 부위는 노출하여 추가손상을 방지한다.

⑤ 지체 없이 병원으로 이송한다.

(4) 지혈시 주의점

① 손수건 등을 이용하여 압박시 라이터 등으로 그을려 살균 후 사용한다.

② 드레싱을 고장과 동시에 압박효과가 있도록 압박붕대를 감는다.

③ 드레싱은 겉으로 피가 스며 나오면 2차 드레싱을 하고 재압박한다.

④ 지혈완료 후 손을 비누(살균효과 및 감염방지)로 세척하여야 하며 씻기 전에 음식을 먹거나 물을 마시거나 눈을 비비거나 코를 만져서는 안 된다.

## 6) 특별히 주의할 상처

(1) 찔린 상처(자창)

뾰족한 물건에 찔린 상처로 파상풍 감염의 위험성이 매우 높다.

① 상처의 특징과 파상풍

㉮ 소독이 어려움

㉯ 공기가 통하지 않아 혐기성균인 파상풍균의 번식 위험

㉰ 자창은 심판 출혈, 골절 혹은 내장 손상 등의 위험성이 높다.

② 파상풍균의 특징

㉮ 말 등의 동물의 창자에서 생장한다.

㉯ 혐기성균으로 포자를 형성하여 오랫동안 땅속이나 공기 중에서 견딘다.

㉰ 어떠한 상처에서라도 들어간다.

③ 파상풍의 발병과 증세

㉮ 잠복기는 2~3일부터 2주간 잠복한다.

㉯ 먼저 턱이 움직이지 않고 얼굴에 경련이 오며 전신에 파급되어 사망한다.

④ 응급처치

㉮ 파상풍균에 대한 항균주사를 맞아야 한다.

㉯ 상처에 드레싱을 한 후 의사에게 보낸다.

(2) 감염상처

상처 내의 병원균이 신체의 저항력이나 응급처치에도 불구하고 상처 또는 부근의 조직 내에 번식하고 있는 창상이다.

① 원인

- 병균을 막기 위한 방어 기전을 백혈구가 형성하는데 만약 이 기전이 약해지면 병균은 더욱 빨리 퍼진다.

② 예방

- 적절한 응급처치를 실시한다. 감염 상처 위험자 조기파악 및 관리 등을 통해 예방할 수 있다.

③ 증상

- 감염 된지 주로 2~3일 뒤에 나타난다.
- 상처 주위가 붉어지고 열이 난다.
- 상처가 붓고 곪고 또 상처로부터 줄기가 나온다.
- 심하면 임파선이 붓는다.

④ 응급처치

- 감염된 부위를 높이고 안정한다.
- 뜨거운 소금물에 깨끗한 헝겊을 적셔서 짠 것을 상처에 한 시간 혹은 그 이상 대어주면 좋다.

(3) 이물질이 남아있는 상처

① 원인

- 나무조각, 유리조각, 쇳조각이 살 속에 박혀 남아 있는 경우이다.

② 응급처치

- 이물질이 표면 가까이 있으면 물로 씻거나 소독하고 이물질을 제거한 후 피를 조금 내어 상처의 불결한 것을 씻은 뒤에 드레싱한다.

(4) 안검 및 안구의 상처

실명에 주의하며 더 이상의 손상을 입지 않도록 예방 후 의사에게 보낸다.

① 티

- 눈에 들어간 티는 안구를 자극한다.
- 흐르는 물에 씻는다.
- 눈을 비비거나 불결한 손으로 만지지 않는다.

- 티를 날카로운 물건으로 제거하려고 하지 말아야 한다.

②응급처치

- 하안검 점막의 티는 하안검을 조심하여 아래로 끌어내리고 깨끗한 헝겊의 귀퉁이로 티를 제거한다.
- 상안검 점막에 있으면 조심하여 상안검의 속눈썹을 잡고 환자가 위로 보게 한 다음 잡아당겨 하안검 위에 올려놓으면 티가 옮겨지고 눈물에 의하여 묻어 나온다. 그 후 식염수(0.9%의 소금물)로 씻어준다.

## 2. 드레싱 및 붕대

### 1) 드레싱 사용목적

① 감염방지

② 출혈방지

③ 분비물 흡수

### 2) 붕대의 사용목적

① 드레싱 고정

② 부목 고정

③ 출혈 정지

④ 팔걸이

### 3) 붕대의 종류

① 삼각건: 90~120CM 너비의 천을 대각선으로 잘라 사용

② 넓은 붕대(배, 등): 너비 30~40cm, 길이: 1~1.6m

③ 룰붕대: 겉이 고르지 못한 신체 부위에 쓰기 편리

④ 사두 붕대(하악골, 코): 돌출된 부위에 사용

## 4) 붕대 사용법

① 환행대: 처음 시작할 때

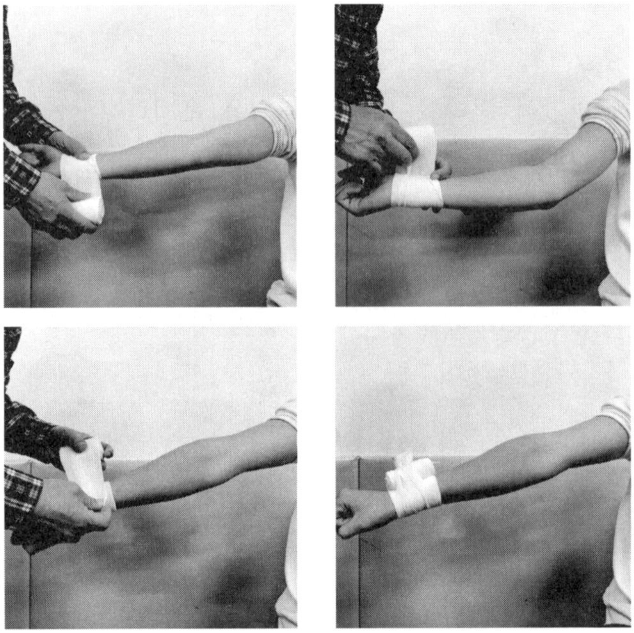

② 나선대: 일정하게

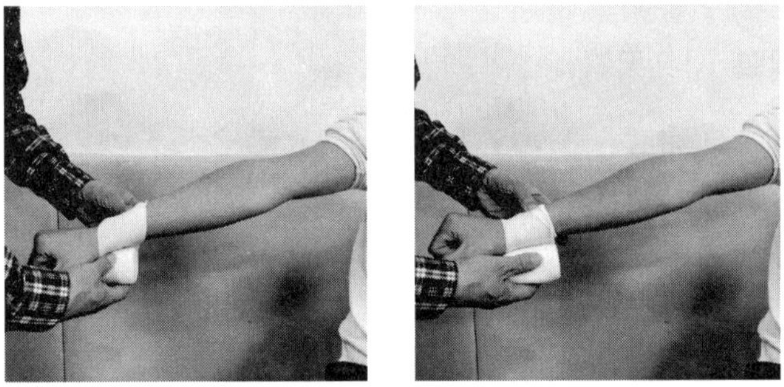

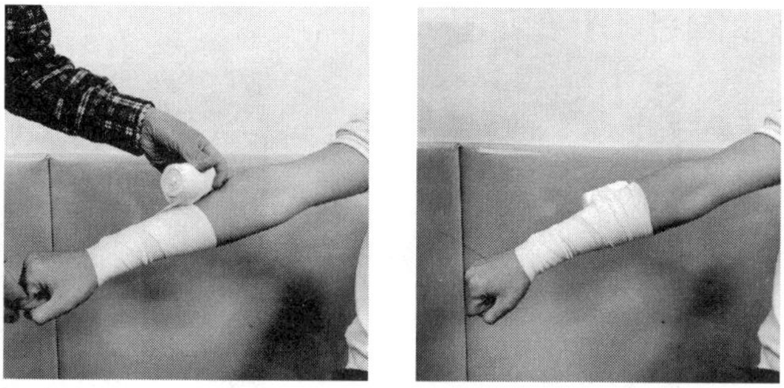

③ 절전대: 점점 가늘어지는 부위

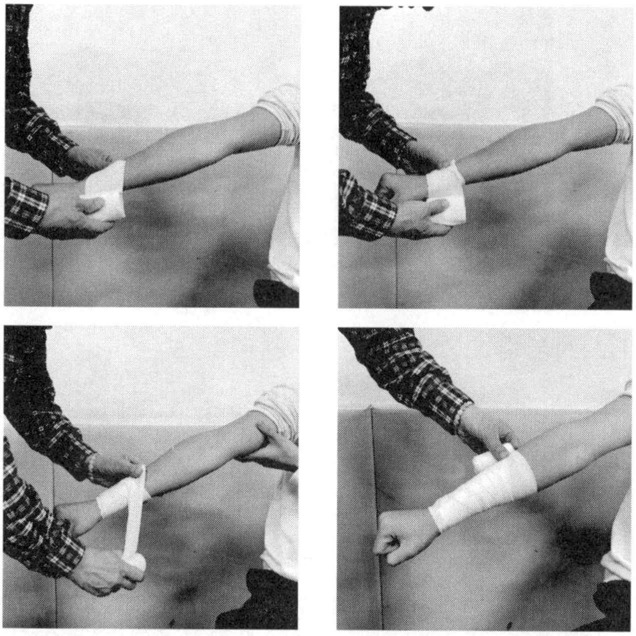

④ 사행대: 나선대의 폭이 넓어지면 감는다.

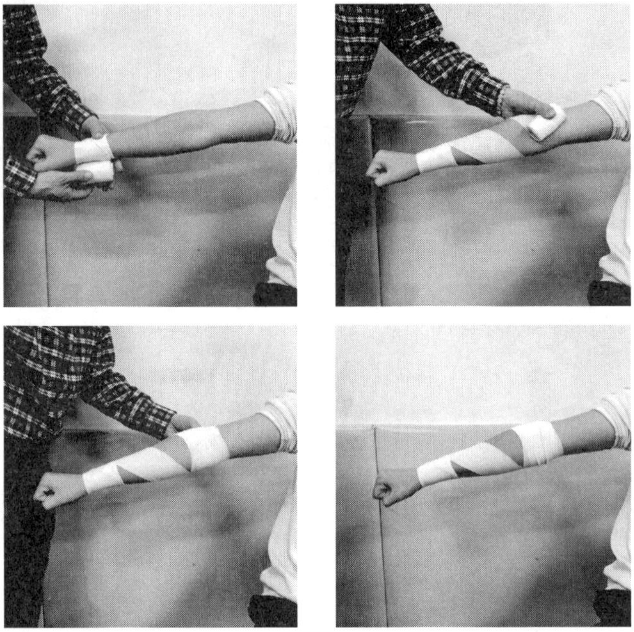

## 5) 삼각건 사용법

### (1) 매듭

붕대의 매듭은 특별한 지시가 있는 경우를 제외하고는 간단하게 빠르게 묶는 것이 보통이다. 삼각건 매듭은 사각매듭(한자 八 모양)을 하는 것이 좋다.

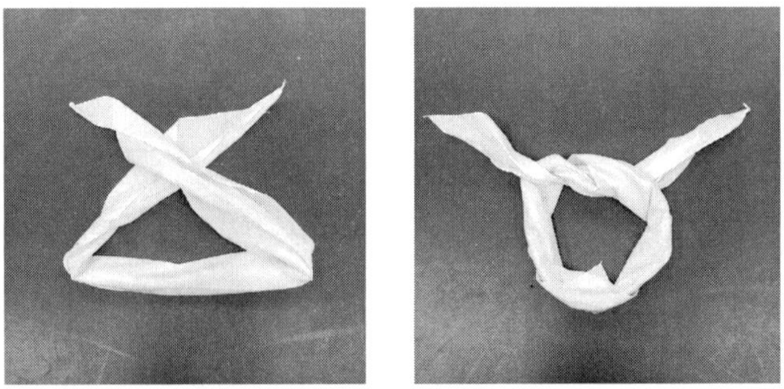

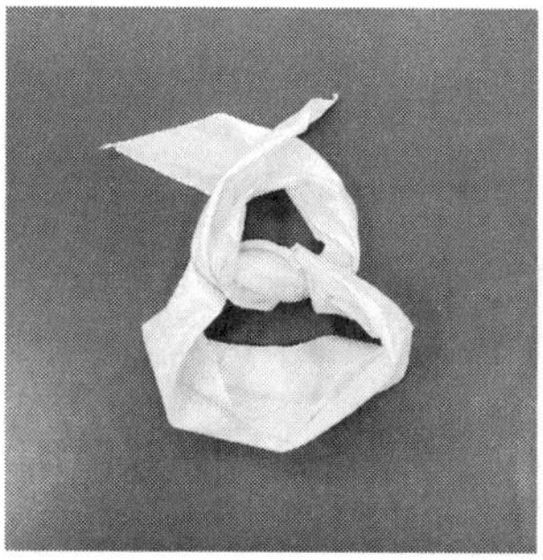
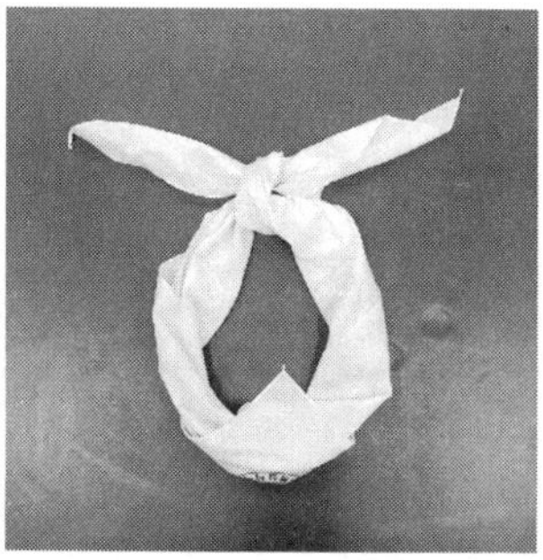

(2) 펴서쓰기

① **머리:** 머리에 상처를 입었을 때 쓴다. 먼저 삼각건의 밑변 부위를 폭 약 5cm 되게 접는다. 접힌 부분이 밖으로 나오게 하여 삼각건의 양 옆을 쥐고 밑면의 중앙부가 이마의 가운데에 닿도록 눈썹 가까이에 대고 이것을 기점으로 하여 삼각건 양끝을 머리 뒤로 돌려 감는다. 그리고 한 손으로는 머리를 꼭 잡고 다른 손으로 삼각건의 꼭지점 쪽을 밑으로 잡아당긴다. 뒷머리 밑으로 나온 삼각건 꼭지점 부분을 두 번 접는다. 붕대의 양끝을 양쪽 귀 위로 가게 하여 뒷머리의 밑에서 엇갈려 다시 앞으로 오게 하여 앞이마 중앙에서 묶는다. 다음 한 손으로는 머리를 꼭 잡고 다른 손으로는 삼각건의 꼭지점 쪽을 밑으로 잡아당기어 뒷머리에서 끝을 삼각건이 교차된 곳에서 붕대 밑에 접어 넣어 깔끔하게 한다.

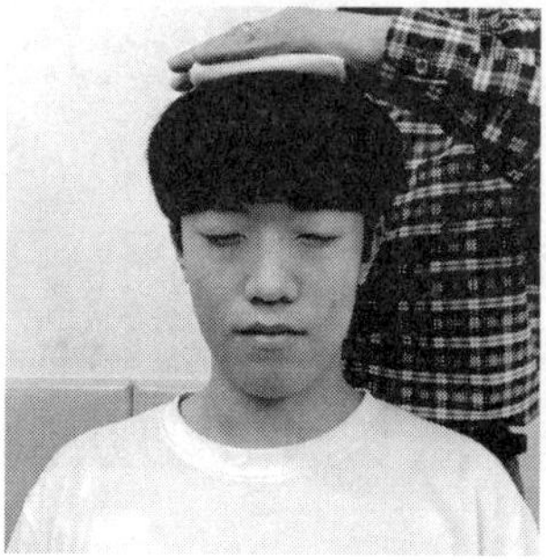
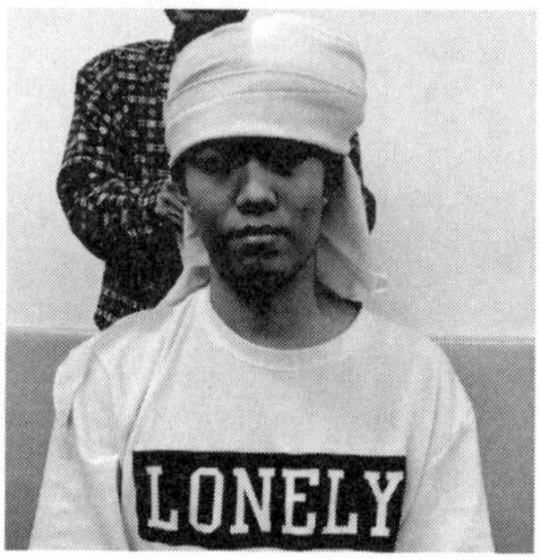

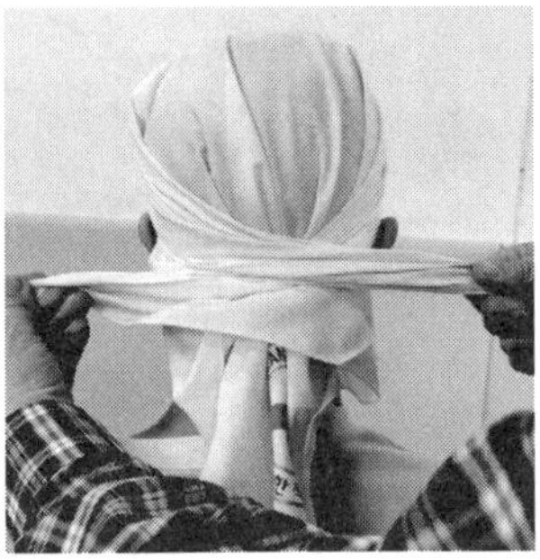

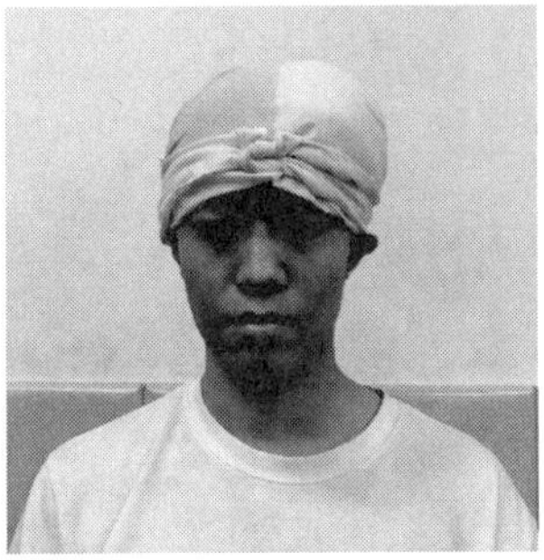

② **얼굴과 뒷머리:** 얼굴에 화상이나 상처를 입었을 때 삼각건을 사용하면 매우 편리하다. 삼각건의 꼭지점으로부터 약 10cm 정도에서 홀매듭을 하고 이 부분을 부상자의 머리 위에 두고 얼굴과 턱에까지 내려오도록 하여 양 끝을 목뒤에서 교차시켜 턱 귀를 포함한 얼굴 전체와 목을 싸고 턱 밑에서 묶는다. 두 눈과 코가 있는 부분에 구멍을 내어 보고 숨쉬는 것을 쉽게 하여 준다.

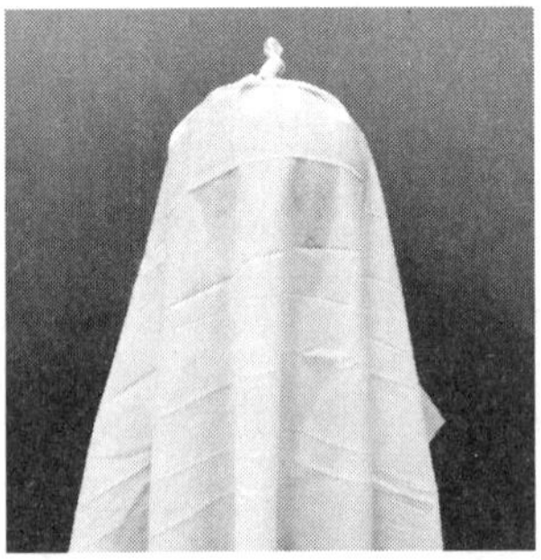

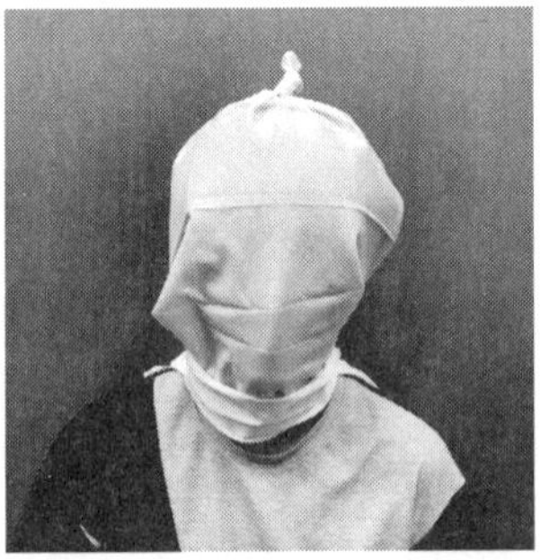

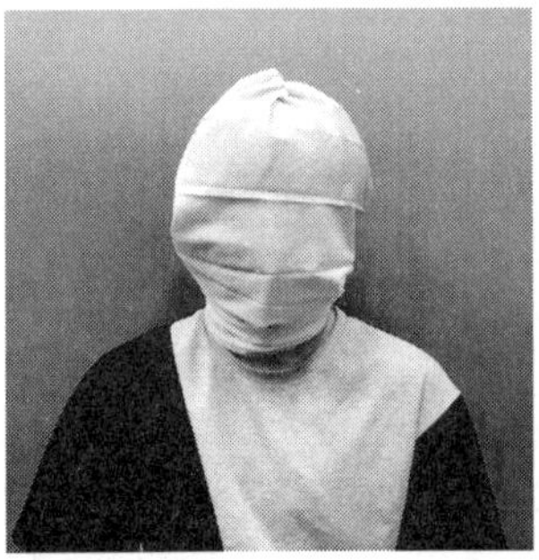

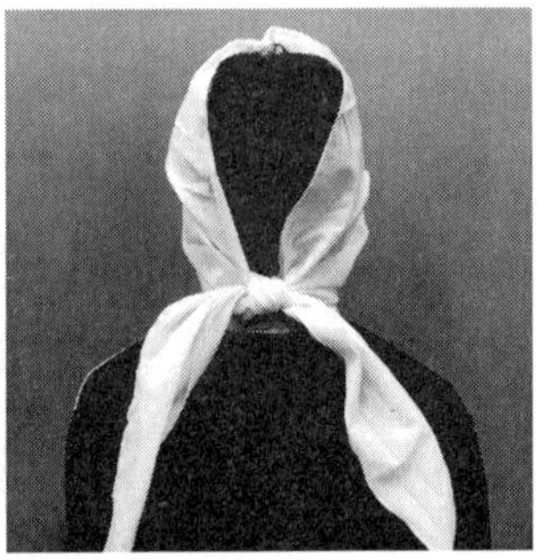

③ **어깨와 엉덩이:** 어깨나 상박에 댄 넓은 드레싱을 고정하기 위하여 삼각건과 한 개의 비슷한 헝겊(너비: 약5cm, 길이: 약 10cm)을 사용한다. 두 개의 삼각건을 쓸 경우에는 그 중의 한 개는 좁게 접는다. 먼저 펴놓은 삼각건의 중심에 다른 삼각건의 꼭지점을 놓고 밑변이 평행하도록 하여 밖에 있는 꼭지점을 밑변에 대어 세 번 접는다. 넓은 삼각건으로 상처를 덮고 접은 삼각건의 양 끝에 부상당하지 않은 쪽의 겨드랑이 바로 앞에서 묶는다. 그런 후에 상처의 드레싱을 대고 그 위로 넓게 펴져 있는 삼각건을 덮고 삼각건의 양끝을 겨드랑이 밑으로 돌렸다가 다시 상박부에 돌려서 단단히 맨다.

엉덩이 처치도 어깨 매기와 같은 요령으로 삼각건을 쓰되 부상자의 허리띠를 지지용 삼각건 대용으로 하고 넓은 삼각건으로 넓적다리의 드레싱을 고정시킨다.

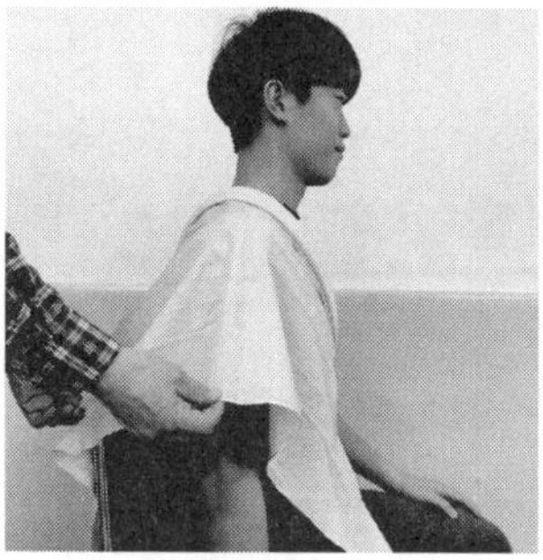
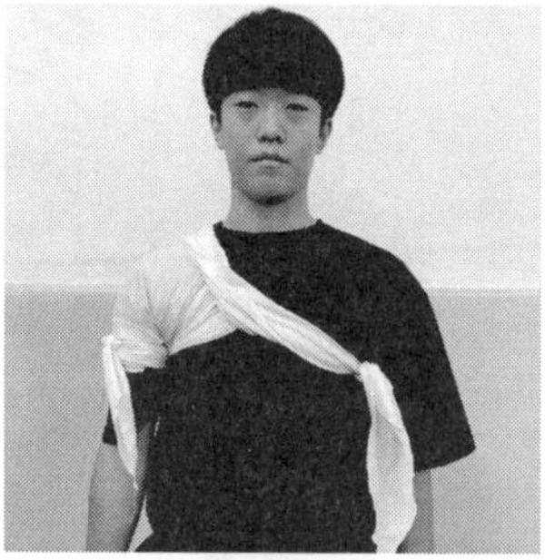
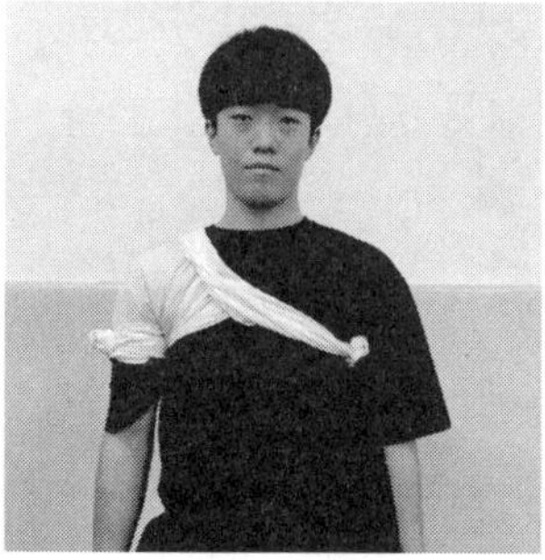
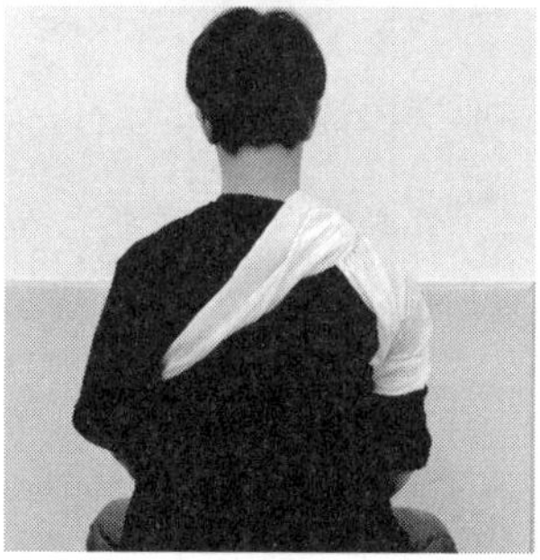

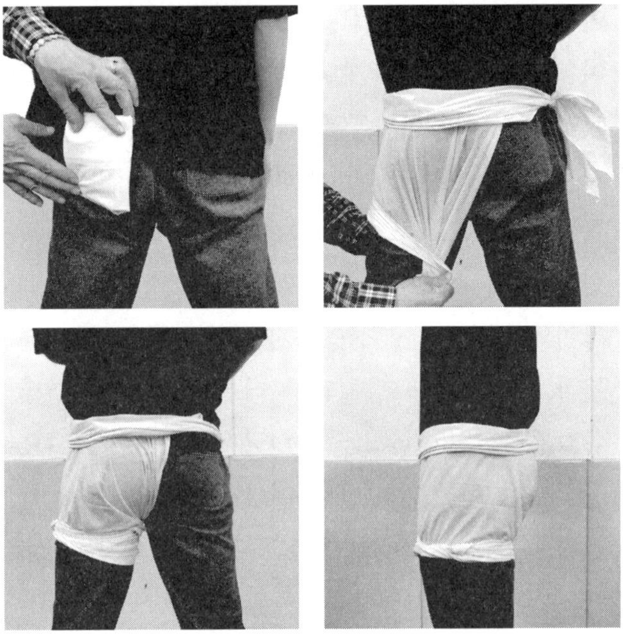



④ 손과 발: 손에 큰 손상이나 화상을 입은 상처 부위에 먼저 드레싱을 댄 후 삼각건을 펴놓고 그 위에 손을 놓되 상처가 있는 쪽을 위로 한다. 손가락 끝을 삼각건 꼭지점으로 향하게 하여 놓고 꼭지점의 손등쪽으로 당겨 손을 충분히 덮고 꼭지점이 팔목까지 닿게 겹쳐놓은 다음 양쪽으로 세 번씩 접는다. 세 번씩 접은 삼각건을 양끝을 손목에 한번 교차시켜 감고 양끝을 다시 한 번 더 손목에 돌려서 묶는다. 묶은 삼각건을 정리하고 손목 위에 튀어나온 삼각건 꼭지점을 묶어 놓은 것을 감싸서 깨끗이 정리해 준다.

발에 대한 처치도 손과 같은 방법으로 한다. 이 경우는 신발을 벗기고 발에 감아서 발목에 묶는다. 먼저 발등에 댄 후 발바닥, 발꿈치, 발목 앞에서 교차한다.

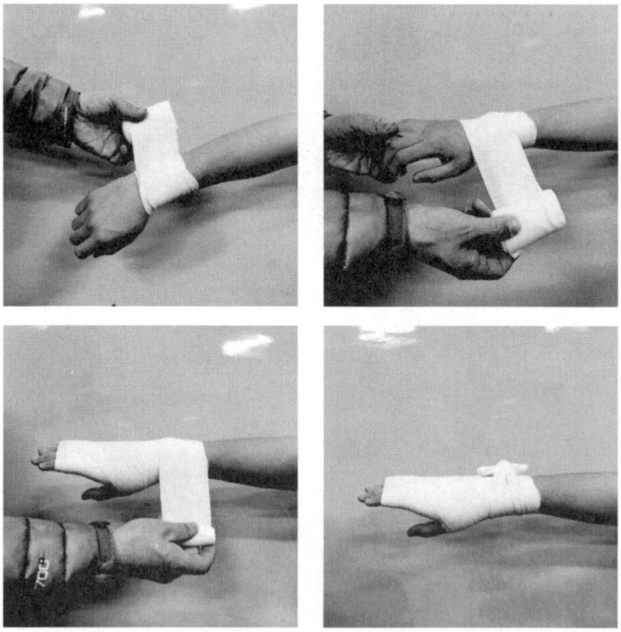

⑤ **팔걸이:** 삼각건은 손상 입은 팔을 가슴에 대고 고정하는 데 효과적으로 쓰인다. 삼각건의 한 쪽 끝은 부상을 당하지 않은 어깨에 걸치고 다른 한 끝은 가슴 앞에 늘어뜨린다. 이때 삼각건의 꼭지점은 손상된 팔의 팔꿈치 뒤쪽에 있다. 부상당한 팔을 ㄱ자로 꺾어 가슴에 붙이고 앞으로 늘어뜨린 삼각건의 끝을 잡고 삼각건으로 팔을 싸면서 부상당한 어깨에 가져가 목 뒤를 돌아 다시 부상당하지 않은 쪽에 이르러 삼각건의 양 끝을 어깨 위에서 묶는다. 다음 삼각건의 꼭지점을 팔꿈치 위에 돌려 팔걸이 앞에서 삼각건의 꼭지점을 팔꿈치에 맞춰 홀매듭을 한다. 이때 손가락 끝은 팔걸이 밖으로 노출되도록 한다. 팔걸이는 손과 팔목 손상의 모든 경우에 이용되며 손끝이 팔꿈치보다 10cm 정도 높게 한 자세로 묶는다.

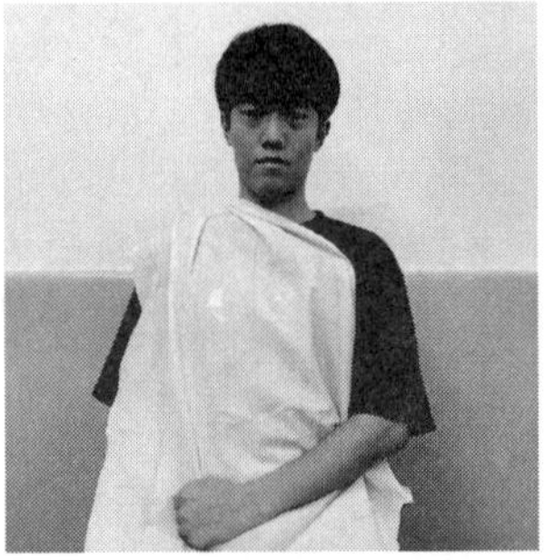
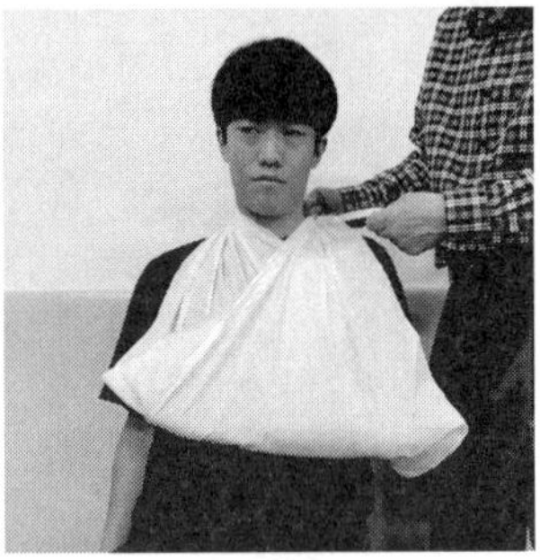
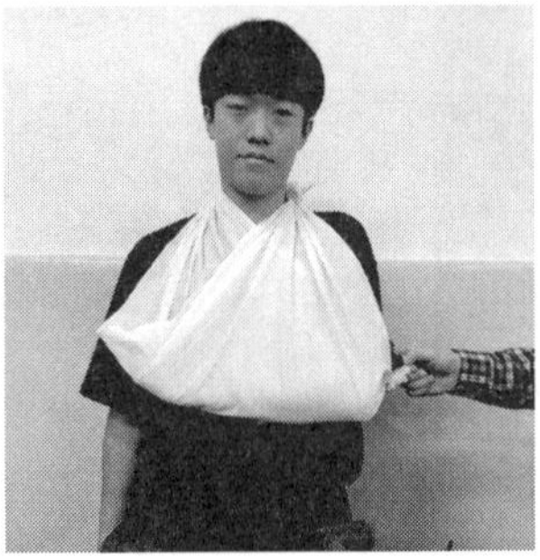
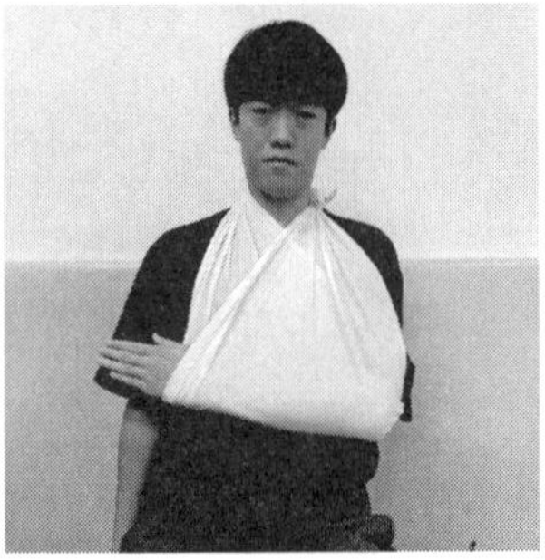

▶상처(Wound): 신체의 피부 또는 다른 조직이 손상된 상태

▶동맥(Artery): 심장으로부터 신체 모든 부위에 산소가 풍부한 혈액을 보내는 혈관

▶정맥(Vein): 신체 각 부분에서 산소가 부족한 혈액을 심장으로 보내는 혈관

▶모세혈관(Capillary): 동맥과 정맥을 잇는 가는 혈관으로, 혈액 속의 산소와 영양소를 조직으로 보내고 노폐물을 받아내는 기능을 함

▶드레싱(Dressing): 상처부위를 소독하고 덮어주고 감염을 예방하기 위해 패드 및 거즈 등을 활용한 상처 처치

# 제4장

# 열과 냉에 의한 손상과 이송

1. 화상
2. 동상
3. 저체온증
4. 이송

# 학습목표

1. 화상의 예방과 응급처치 방법을 알아야 한다.
2. 환자이송에 필요한 준비물과 유의사항을 알고 올바르게 대처할 수 있다.
3. 상황에 따른 환자 이송법을 설명하고 실행할 수 있다.

## 1. 화상

### 1) 화상

#### (1) 정의 및 원인

열, 화학물질, 전류, 태양의 복사열 등으로 인한 피부 조직의 손상

| 구분 / 내용 | 1도 화상(홍반성) | 2도 화상(습포성) | 3도 화상(괴혈성) |
|---|---|---|---|
| 형태 | · 외피층만 손상<br>· 피부가 붉어짐<br>· 흉터없이 5~6일만에 나음 | · 피부가 붉어지고 물집이 생김<br>· 3~4주 안에 나오며 흉터가 생길 수 있음 | · 피부의 모든 층을 파괴하고 조직까지도 파괴 |

**인명구조사례[부탄가스사고]**

2005년 2월 6일(첫째주 일요일) 오전 10:50분 대구광역시 달서구에 있는 테니스장에서 부탄가스 폭발로 인해 발생한 환자를 이송(자동차)하고 사후조치로 안전교육을 실시한 내용이다.
B테니스장은 주변의 환경이 소나무로 둘러싸여 있고 실내 2면, 실외 3면의 전체 5면이며 차량 30대를 동시에 주차할 수 있는 주차장이 완비된 운동하기 좋은 곳이다.
B테니스장은 매월 첫째주 일요일에는 10:00-12:00에 1면, 10:00-13:00에 1면 등, 두 면을 장기임대하여 화경회(고등학교 동기회 테니스클럽 이름)에서 월례회 모임(15명)으로 조편성하여 게임을 했다. 테니스를 구경하는 것은 너무나 재미있는 일이다.
테니스 운동은 활동량이 많아서 음식을 가지고 와서 공을 치면서 돼지고기를 구워 먹는다. 그 날은 돼지고기 삼겹살을 가지고 와서 회원들이 맛있게, 그리고 재미있게 놀고 잘 먹고 있었다. 그 중에 한 회원이 부탄가스가 나오지 않는다고 하여 난로 위에 잠시 놓고 공치는 것을 구경하다 보니 부탄가스가 압력에 의해서 폭발하였다.
그날은 일요일이라서 B테니스장에는 관리과장이 당직을 서고 있었는데 갑자기 대포소리 같은 꽝하고 터지는 소리에 보니 화경회 소속의 박모 환자와 다른 여자분이 불길에 안경이 날아갔고 얼굴을 감싸고 있는 것으로 보고 우선 얼굴을 깨끗한 수건으로 가리고 테니스장 앞에 자동차로 병원으로 이송해 보냈다.
병원에서 치료 후에 환자를 보니 머리카락이 타고, 1도화상 피부의 표면만 손상된 상태였다. 피부만 붉게 변한 상태였다. 만일 몸에 이상이 일어났다면 도의적인 책임이 있다. 그리고 각 클럽 회장, 총무에게 부탄가스 안전교육을 시켰다.
역시 첫째도 안전, 둘째도 안전, 셋째도 안전이 제일이다.

(2) 처치

① 화상의 원인을 제거하고 옷에 붙은 불을 끈다. 그리고 장신구는 벗는다.

② 화상부위를 차갑게 하고 심하지 않은 경우 얼음은 사용하지 않는다.

③ 감염예방에 주의하며 드레싱을 댄다.

④ 붕대는 느슨하게 댄다.

⑤ 연고와 민간요법을 사용하지 않는다.

⑥ 화상부위의 물집을 터뜨리지 않는다.

⑦ 세균감염 위험 있기 때문에 작은 화상은 축축한 드레싱을 한다.

⑧ 옷이 화상 부위에 붙어 있으면 떼지 않는다.

## 2) 열에 의한 손상

(1) 열성피로

① 발생장소: 뜨겁고 공기의 유통이 좋지 못한 곳, 또는 일광직사광선이 있는 곳

② 원인: 땀 흘림에 의한 신체 염분이 상실된다.

③ 증상: 근육피로, 현기증, 구역질, 얼굴 창백, 식은땀이 난다.

④ 응급처치

㉮ 통풍이 잘 되는 곳으로 옮긴다.

㉯ 바로 눕힌 상태에서 다리를 높인다.

㉰ 소금물(물 1컵과 소금 1순갈) 섭취 후 차나 냉수를 섭취케 한다.

㉱ 증상이 호전되지 않으면 병원으로 이송한다.

(2) 열성경련

① 원인: 열에 과다한 노출이다.

② 증상: 주로 다리나 복부의 근육경련이다.

③ 응급처치

㉮ 통풍이 잘 되는 곳으로 옮긴다.
㉯ 근육을 가볍게 쭉 펴고 부위를 부드럽게 마사지한다.
㉰ 소금물이나 소금정제를 복용하지 않는다.
㉱ 많은 양의 음료를 마시게 한다.

(3) 열사병

① 원인: 열과 습기가 있는 환경에서 무거운 복장을 착용한다.
② 증상: 차갑고 축축한 창백 또는 붉어진 피부, 두통, 현기증 등으로 피로하다.

(4) 일사병

① 원인: 열사병을 무시한 경우 발생하며 신체가 열에 의해 체온조절기능을 상실한다.
② 증상: 건조한 피부, 의식변화, 빠르고 약한 맥박, 빠르고 얕은 호흡이 나타난다.
③ 응급처치
㉮ 의복을 느슨하게 한다.
㉯ 차갑고 젖은 옷감을 이용하여 열을 식힌다.
㉰ 물을 뿌리고 부채질하는 것이 효과적이다.
㉱ 의식이 있을 때는 차가운 물을 조금 마시게 한다.

| 구분 / 내용 | 열사, 일사 | 열성피로 | 열성경련 |
|---|---|---|---|
| 원인증상 및 처치 | · 높은 열, 일사광선<br>· 두통, 현기증<br>· 입술과 피부가 마름, 홍안<br>· 맥은 빠르고 강함<br>· 의식을 잃기도 함<br>· 서늘한 곳으로, 옷깃은 느슨하게, 상체 거양, 냉찜질, 의식이 있으면 음료 제공 | · 높은 열<br>· 밀폐된 공간, 염분 부족<br>· 근육의 피로<br>· 현기증, 구역질, 걸음 산만, 백안, 맥이 약하고 호흡은 얕음. 심하면 허탈, 무의식<br>· 공기유통이 원활한 서늘한 곳으로 옮김. 수분과 염분 제공, 하체 거양 | · 열성피로의 악화<br>· 경련은 피로 정도에 따라 나타날 수 있음<br>· 염분과 수분을 공급, 경련이 있는 곳에 마사지 |

## 2. 동상

### 1) 정의

추위에 노출된 신체 부위가 어는 경우이고 공기의 온도, 노출된 시간, 바람에 영향을 받는다. 신체조직은 섭씨 영하 2도(화씨 28도) 이하가 되면 얼기 시작한다.

### 2) 증상

피부가 차갑고 창백하고 색깔이 없어지거나 감각이 부족해지는 증상이다. 예방으로는 동상을 입기 쉬운 부위를 빈번하게 움직여 준다. 그리고 보온 및 방풍에 유의한다.

(1) 부분동상

① 동상부위를 부드럽게 다루어야 한다.

② 동상에 걸렸다면 문지르지 말아야 한다.

③ 체온보다 따뜻하지 않은 물에 담근다.

④ 드레싱을 대고 느슨하게 감는다.

⑤ 물집을 터뜨리지 말고 빨리 응급처치를 받는다.

(2) 전신동상(오랜 시간 냉기에 접할 때)

① 운동 곤란, 감각이 없어지며 졸음이 온다.

② 오한과 걸음이 산만하고 눈이 둔해지며 실신하여 의식을 잃는다.

③ 호흡이 없으면 구조호흡을 한다.

④ 되도록 빨리 따뜻한 방으로 옮기고 체온을 따뜻하게 해준다.

⑤ 의식이 있으면 따뜻한 음료를 마시게 하고 안심시킨다. 알콜을 섭취하지 않는다.

## 3. 저체온증

### 1) 정의

신체가 몸을 따뜻하게 유지하지 못하여 신체가 차가워지는 것이다. 체온이 35°C 이하로 떨어진 상태

### 2) 처치

① 생명이 위험한 질병에 대한 처치와 함께 시작한다.

② 119에 연락한다.

③ 안정, 젖은 옷을 벗겨 몸을 말리고 신체를 점차 따뜻하게 해준다.

④ 움직일 수 있으면 음료를 제공한다.

⑤ 갑자기 따뜻하게 하지 않고 따뜻한 물에 담그는 것은 안 된다.

## 4. 이송

### 1) 환자의 이송

① 환자 이송의 일반적 사항

㉮ 생명을 위협하는 상황이 아니면 심각한 부상을 입은 사람을 옮기려 하지 않는다. 위급시만 이동하는 것을 원칙으로 한다.

㉯ 되도록이면 특수장비와 인력, 구급차나 의사를 기다리는 것이 좋다.

㉰ 환자이송시 당황하지 말고 침착하고 조용하게 서두르지 말고 충분한 현장 처치 후 후송하는 것이 원칙이다. 그러나 화재로 인한 응급이송 시에는 예외이다.

㉱ 이송은 주변 물건 또는 구호자 신체를 이용하여 이송하는 것이 원칙이다.

㉲ 이송 방법의 결정은 여러 요건들을 종합하여 선정한다.

㉠ 환자의 상태(부상정도, 신체의 크기 등)

㉡ 현재 상황의 위험성

㉢ 주변상황, 여건(지형, 구할 수 있는 운반도구 등)

㉣ 도움을 줄 수 있는 인원이 있는지 없는지 파악한다.

㉤ 구조자의 신체적 능력 및 상태를 알아야 한다.

② 응급이송상황

㉮ 화재, 산소부족, 폭발, 붕괴 등 급박한 위험에 노출되어 있을 때 응급이송한다.

㉯ 더 심각한 상태에 있는 또 다른 환자를 돌보아야만 할 경우이다.

㉰ 적절한 처치를 위한 준비과정으로 불가피하게 이동하여야 할 경우 즉, CPR 시행을 위해 침대에서 수평인 단단한 바닥으로 이동한다.

㉱ 현장에서 사고 상황이 악화되는 것을 막을 수 없는 경우에는 신속한 전문적 치료의 필요나 도움이 불가능할 때 이동한다.

③ 환자이송 순위(Triage 분류)

㉮ 환자의 분류(Triage "분류하다"는 의미의 불어)

㉠ 긴급 환자(Immediate)

㉡ 응급 환자(Urgent)

㉢ 비응급환자(Non-urgent): 일명 "보행환자"

㉣ 지연환자(Delay)

㉯ 분류 표기법: 환자이송시 외견상 중증도 즉시 평가 및 시간 절약(색상으로 분류)

㉠ 긴급 환자(Immediate): Red

㉡ 응급 환자(Urgent): Yellow

㉢ 비응급환자(Non-urgent): Green

㉣ 지연환자(Delay): Black

㉰ 표식 방법

㉠ 우측 손목에 표식을 붙임(일반적 표기방법)

㉡ 좌측 손목에 표식을 붙임(우측 손목 절단시)

㉢ 이마에 표식을 붙임(양측 손목 절단시)

### 2) 중증도별 환자의 이송법

① 긴급환자는 이송중에도 집중처치가 가능한 특수응급차량이나 헬기로 이송하며 종합병원(3차 진료기관)으로 이송한다.

② 응급환자는 보통 응급차량으로 이송하며 해당 처치는 종합병원(3차 진료기관)에서 시행한다.

③ 비응급환자는 대중교통 수단을 이용하여 현장에서 원거리의 응급지정병원이나 병, 의원(1, 2차 진료기관)으로 이송한다.

④ 지연환자는 특수차량(냉동차 등)을 이용, 임시영안소 등으로 이송한다.

### 3) 응급 이송 방법

① 들것(Stretcher)을 이용한 운반

㉮ 응급 들것 만들기

㉠ 모포 1장, 막대 2개

㉡ 옷(가디건, 조끼, 반바지 등) 2벌, 막대 2개

㉢ 로프(5m), 막대 2

㉣ 막대 2개, 의자 1개

㉤ 의자 2개 연결

㉥ 막대 2개, 가마니(마대) 1장

㉯ 환자를 들것에 옮기는 방법

㉠ 원칙적으로 4인(3~4인)이 적당

㉡ 환자를 들것에 옮기는 것이 아니라 장비가 환자에게로 이동

㉢ 한쪽으로 기울기(Log roll법), 수평으로 들어올리는 방법.

㉰ 운반 요령: 운반은 3~4인 운반이 적당

㉠ 환자를 들어 올릴 때의 구조자의 바른 자세

- 두발을 편안하게 벌리고 한쪽 발이 약간 앞으로 가게 한다.
- 무릎은 굽히고 등을 곧게 편 후, 무릎을 펴면서 일어난다.
- 운반자의 몸의 중심을 환자에 최대한 가까이 밀착한다.
- 균형을 잃거나 손이 미끄러지면 재빨리 중지하고 재시도한다.

㉡ 들기 전에 환자의 손과 발이 흘러내기지 않도록 양쪽을 묶는다.

㉢ 이송할 때의 보폭은 어깨넓이보다 넓어서는 안되며 환자의 체중은 구조자의 양발에 균당하게 나누어 신도록 하며 천천히 보행하여 흔들림을 방지한다.

㉣ 방향을 바꿀 때는 신체를 꼬거나(wristling) 회전하는(rotation) 것보다 선회전축 이동(pivoting movement)을 한다.

㉤ 운반시 환자의 발을 앞쪽(이동하는 방향)에 위치하되 구급차량이송 및 계단 등 경사진 곳 이동시 머리가 앞쪽에 위치한다.

㉥ 이동을 지휘하는 사람은 환자의 머리쪽에 위치하여 이동방향의 상황과 환자상태를 파악하는 역할을 담당하고 운반시 환자의 체위를 염두에 둔다. 즉, 얼굴이 붉은 환자 운반시 다리쪽에 키가 큰사람이 위치한다.

㉱ 들것 이송시 보행요령

㉠ 2인 이송시

- 다리(앞)쪽 1인 → 왼발부터 보행
- 머리(뒤)쪽 1인 → 오른발부터 보행

㉡ 4인 이송시

- 다리(앞), 좌 · 우 옆쪽 2인 → 왼발부터 보행
- 머리(뒤) 1인 → 오른발부터 보행
- 다리(앞) 2인중 왼쪽 1인 왼발, 오른쪽 1인 오른발

- 머리(뒤) 2인중 왼쪽 1인 왼발, 오른쪽 1인 오른발
  즉, 환자 가까이 있는 발부터 이동 시작(균형유지)

② 들것 없이 운반: 1~2인이 특별한 도구없이 이송할 수 있는 방법.
㉮ 1인 운반법은 도움을 요청할 시간적 여유가 없을 때
㉠ 안기법은 환자가 가볍거나 경상이며 근거리 이동인 경우를 말한다.
㉡ 부축법(Side crutch support: 측면버팀 유지법)은 응급수송법 중 가장 기본적이고 보편적인 방법으로 환자 스스로 움직일 수 있고 의식 있을 때 사용한다.
㉢ 끌기법: 화재, 폭발, 붕괴 등 신속한 이동 요구시 사용한다. 처치원의 도움으로 걸을 수 없거나 의식없이 쓰러진 환자로 체중이 구조자와 비슷하거나 무거울 때 사용한다.
- 소방수 끌기법, 안아 끌기법, 발 끌기법, 옷깃잡아 끌기법(셔츠잡이 운반), 담요이용 끌기법, 목에 매달아 끌기법, 로프이용 끌기법

㉣ 등업기
- 등업기, 손목잡아 들쳐업기(Pack Strap Carry), 안장걸이 운반(Saddle Back Carry), 소방수 운반법(들쳐업기; Fireman's Carry)

㉯ 2인 운반법
㉠ 2인 부축하기
㉡ 의자걸이 운반(Seat Lift and Carry)
㉢ 사지잡이 운반(extremity lift and carry)
㉣ 의자이용 운반: 계단 많은 곳 이동시 유용

㉰ 3~4인 운반법
㉠ 일렬로 서기(환자의 상처 반대편)

㉡ 엇갈려 서기(손목교차잡기)

㉣ 다수 운반법(6인 이상)

㉠ 마주 서기(손은 서로 교차)

㉡ 모포 말아 들기

▶화상(Burns): 과도한 열, 화학물질, 전기, 태양열, 방사능 등에 의해 피부 조직에 손상이 유발되는 것

▶동상(Frostbite): 신체 조직의 일부가 얼은 상태

▶저체온증(Hypothermia): 내부나 외부의 다양한 원인에 의하여 체온이 35˚C 이하로 감손된 경우

▶부축하여 걷기(Walking Assist)): 한 사람이나 두 사람이 부상자를 이송하는 방법을 말함

▶업기(Pack-strap carry)): 구조자 등뒤로 환자를 업는 방법으로 척추손상이 의심되는 경우 사용하지 않음

제5장

# 골 절

1. 골격의 역할
2. 관절과 인대
3. 부목사용법
4. 골절
5. 탈구(disrocation)
6. 염좌(sprain)

## 학습목표

1. 골격의 구조를 설명할 수 있다.
2. 골절의 증상과 종류를 이해할 수 있다.
3. 부목과 삼각건을 사용한 골절처치를 실습한다.

## 1. 골격의 역할

### 1) 골격의 기능

① 체형을 이룬다.

② 균형을 유지한다.

③ 중요한 장기(심장, 폐, 뇌 등)를 보호한다.

④ 신체운동 가능

⑤ 뼈 속에 혈관이 있어 골절이 되었을 때 접골 가능

### 2) 머리 부위

① 두개골은 여덟 개의 뼈로 이루어져 있고 바가지 모양으로 되어 뇌보호

② 안구보호

두개골 (전면과 우측면)

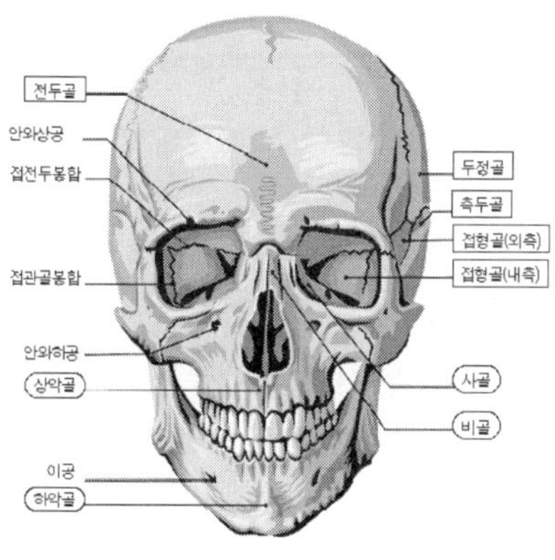


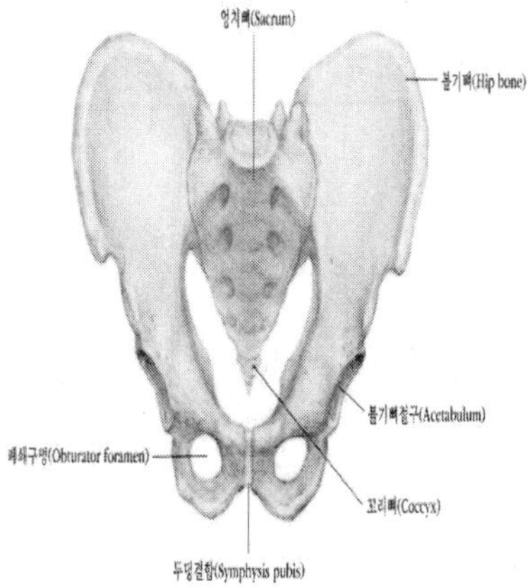


### 3) 동체부

① 구성: 척추, 흉골, 늑골, 골반

② 척추: 척수보호 및 가굴성

③ 흉골: 쇄골지지, 늑골부착

④ 늑골: 주요 장기 보호

⑤ 골반: 대퇴골 부착, 주요 장기 보호

#### 4) 상지

① 구성: 쇄골, 견갑골(어깨뼈), 상박골(위팔뼈), 요골, 척골, 수근골, 중수골, 지골

② 전박구성: 요골, 척골

#### 5) 하지

① 구성: 대퇴골(넓적다리뼈), 슬개골(종지뼈), 경골(정강이뼈), 비골, 족골

② 하퇴구성: 경골 및 비골

### 2. 관절과 인대

#### 1) 관절

① 2개 이상의 뼈가 모이는 곳(운동 가능, 불가능)

② 연골: 운동 가능한 관절에서 뼈 끝을 둘러싼다.

③ 인대: 관절의 둘레를 감싸는 힘있고 질긴 흰 띠이다.

#### 2) 근육과 건

① 뼈에 근육 부착: 근육 운동시 뼈에 영향이 있다.

② 골절 및 염좌시 심한 통증이나 경련은 부상부위를 악화시키는 요인이다.

### 3. 부목사용법

#### 1) 부목사용법

① 환자의 전신 또는 신체 일부분을 고정시킨다.

② 부동성 유지하고 출혈과 종창 감소 및 통증 경감과 부상악화를 방지한다.

③ 개방성(복잡)골절로의 전환 방지와 2차 손상방지로 고통을 경감한다.

④ 골절편에 의한 조직 혈과 및 신경 손상방지를 한다.

### 2) 부목의 종류

① 고정부목: 전신 또는 신체의 일부분을 움직이지 않게 고정한다.

㉮ 경성 부목: wood, wire, 알루미늄 부목

㉯ 연성 부목: 공기부목, 진공부목

② 견인 부목(Traction Spirit)

㉮ 손상부위를 끌어 당겨 부러진 뼈끝을 맞추고 일정한 장력으로 당겨주어 뼈끝이 덧놓이는 현상을 없애는 데 사용한다.

㉯ 대퇴골절에 많이 사용되며 개방성 복잡골절에는 사용 금지된다.

③ 대용 부목: 주변 물체 이용한 응급부목을 고정부목의 대용으로 사용한다. 신체접촉면은 삼각건(천)으로 감싼다.

### 3) 재료

① 나무판, 신문지 뭉치, 잡지, 담요 및 베개, 외투, 옷핀, 허리띠 등이 있다.

② 길이: 골절된 뼈의 양쪽 관절너머에 걸칠 만큼 한다.

③ 너비: 신체부위만큼 넓은 것이 좋다.

④ 부목의 질: 가볍고 단단한 것을 준비한다.

### 4) 부목 고정 위치

① 관절인 경우 굽혀지는 쪽에 부목을 대어 준다.

② 골격이 1개의 구조인 경우 부목 1개 사용하여 고정 원칙으로 한다.

③ 골격이 2개의 구조인 경우 부목 2개 사용하여 고정 원칙으로 한다.

㉮ 상처 가까운 쪽부터 묶는다.

㉯ 상처 위쪽부터 묶는다.

㉰ 동체 쪽부터 묶는다.

5) 주의할 점

① 필요한 모든 재료가 갖추어진 다음 부목을 댄다.

② 고정 전 지혈대(압박대)를 상처 전후에 미리 대어둔다.

③ 부목을 댄 후 30분마다 손상부위를 검사하고 재고정한다.

④ 무리하게 골절부위를 펼 필요 없고 굽은 채로 고정시켜도 무방하다.

## 4. 골절

### 1) 정의

뼈에 금이 가거나 부러진 상태이며 골의 연속성이 단절된 것으로 단순골절에서 복잡골절까지 다양하다. 주로 교통사고, 추락하고, 타격 등에 의해 발생한다.

### 2) 종류

(1) 단순골절(뼈에만 손상이 간 경우)

① 때로 부상자가 응급처치원에게 뼈가 부러졌다고 말하는 수가 있다. 뼈가 부러지는 소리를 들었거나 혹은 그것을 느껴서 아는 것이다. 저리고 아프고 붓는다. 그리고 골절된 부분은 기형이 되고, 혹은 골절 부위 이하의 신체를 움직이지 못하는 수가 있다.

② 부상자의 증언, 통증, 붓기(부형), 기형, 골절 부위 이하의 신체는 움직이지 못할 수도 있다. 골절이 의심되는 부위를 함부로 눌러보거나 꺾어보지 말 것이며, 골절의 의심이 있으면 골절이 있는 것으로 간주하고 응급처치를 해야 한다. 일반적으로 골절에는 충격이 따라 일어난다.

③ 골절이 의심되면 골절로 간주하고 응급처치 한다.

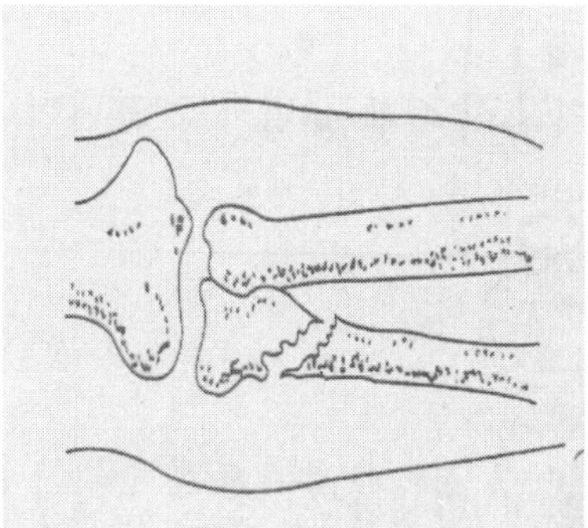

단순(피하)골절

(2) 복잡골절(뼈 이외의 주변조직에 손상이 간 경우)

① 단순골절의 여러 가지 증상 이외에 골절부위에 상처가 있으면 복잡골절로 판단한다. 상처 동반, 심한 출혈, 충격, 타격, 충돌 등으로 잘 움직이지 못한다.

② 골절부위에 창상이 있는 경우 복잡골절로 판단하여 충격처치, 감염처치를 병행한다.

③ 다친 곳을 건드리거나 환자를 함부로 옮김으로서 부러진 뼈 끝이 신경, 혈관 또는 근육을 손상케 하거나 피부를 뚫어 복잡골절이 되게 하는 일이 없도록 한다.

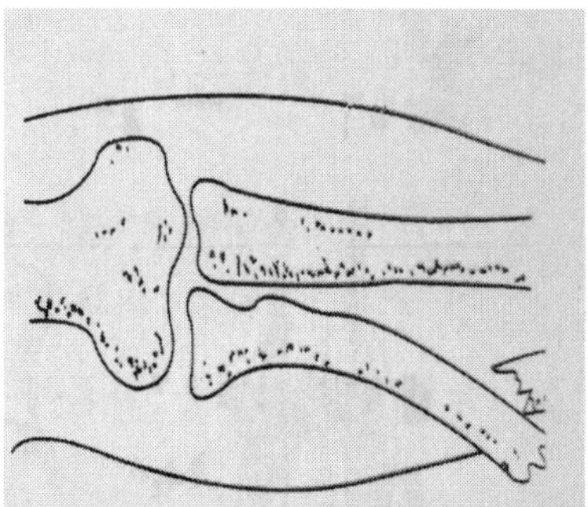

복잡(개방성)골절

(3) 부목의 조건

가볍고 관절보다 길고 넓고 단단하고 표면이 매그러워야 한다.

(4) 신체부위별 골절처치

① 빗장뼈 골절

증상:

㉮ 소아에게 흔히 발생한다. 또는 골절부위의 표면 쪽으로 피부가 볼록하게 튀어나온다.

㉯ 어깨를 들지 못하며 통증을 호소한다. 그리고 물리적 충격이 심할 경우 신경계, 혈관계의 손상이 온다.

㉰ 손상된 팔이  팔꿈치 관절부위나 아래팔 부위를 반대 측 손으로 지지한다. 또한 빗장뼈 아래에 갈비뼈 손상이 오면 혈흉, 기흉, 폐좌상에 의한 호흡곤란이 나타난다.

처치

삼각건 사용:

㉮ 삼각건의 효과는 팔을 받쳐주고 손상부위의 하중을 균일하게 해준다. 자뼈의 팔꿈치 머리돌기를 편안히 위쪽으로 지지하게 한다.

㉯ 삼각건의 매듭은 목의 앞쪽으로만 묶어서 매듭이 목후면을 압박하지 않게 한다.

㉰ 팔을 흉부에 밀착시키고 붕대나 띠를 둘러서 팔을 흉부에 고정하도록 한다. 고정 손을 삼각건 외부로 노출시켜서 팔의 먼 쪽 부분에서 신경기능과 순환기능을 점검해야 한다.

② 위팔뼈 골절(humerus fracture)

노령자의 위팔뼈 골절은 어깨관절에 가까이 위치한 몸쪽 부부이 흔히 골절되며 젊은 연령에서는 몸통 부분 골절이 된다. 어깨뼈와 아래팔뼈인 노뼈와 자뼈를 연결하는 뼈이다.

증상:

㉮ 몸쪽 부분은 팔의 변형이 작으며 몸통부분의 골절은 불안정한 변경이 심하게 나타난다.

㉯ 위팔뼈와 뇌신경 가까이 위치하여 골절로 인한 신경기능장애가 유발되기도 한다.

㉰ 신경이 손상 받으면 손목과 손가락을 펼 수가 없게 되어 손목이 아래로 처치는 wrist drop grop 현상이 나타날 수도 있다.

처치:

㉮ 흉벽을 부목의 개념으로 이용하여 손상된 흉벽에 고정하며 삼각건과 붕대를 이용할 수 있다.

㉯ 먼 쪽 부분을 살며시 당길 때에 환자가 심한 통증을 호소하거나 심한 저항을 보이면 무리하게 힘을 가하지 말고 변형된 상태를 이용하여 사용한다.

㉰ 팔과 흉벽사이 공간에 베개나 패드를 집어넣은 후에 부목과 삼각건, 붕대를 이용하여 사용한다.

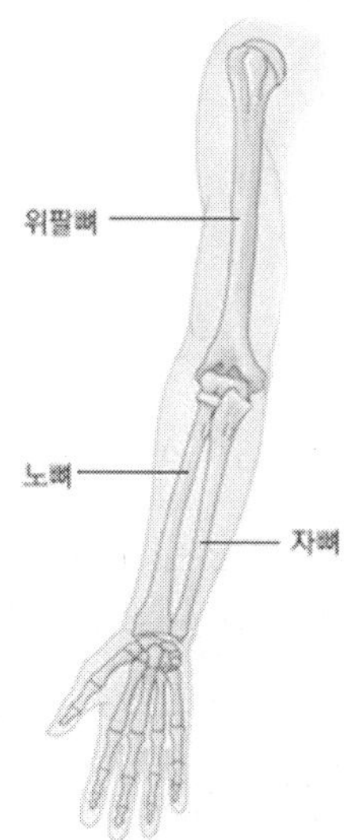


오른손바닥

③ 넙다리뼈 몸통부분 골절

넙다리뼈 몸통은 엉덩이 관절 먼 쪽 부분에서 무릎관절 몸쪽 부분이 넙다리뼈에 이르기까지 어느 곳에서나 발생할 수 있다. 넙다리뼈 골절이 있는 부위의 근육들은 수축에 이한 강직현상이 나타나며 근육강직은 골절된 근육을 당겨 골절단이 심하게 엇갈려 골절된 부분 다리가 짧아진다.

처치:

㉮ 다리의 의복을 가위로 제거하고 손상부위가 개방성인지 변형이 되었는지 관찰하고 쇼크를 관찰한다.

㉯ 골절면쪽 부위의 발에서 피부색의 창백, 청색증, 온도저하, 맥박이 촉지되지 않으며 견인부목을 사용한다.

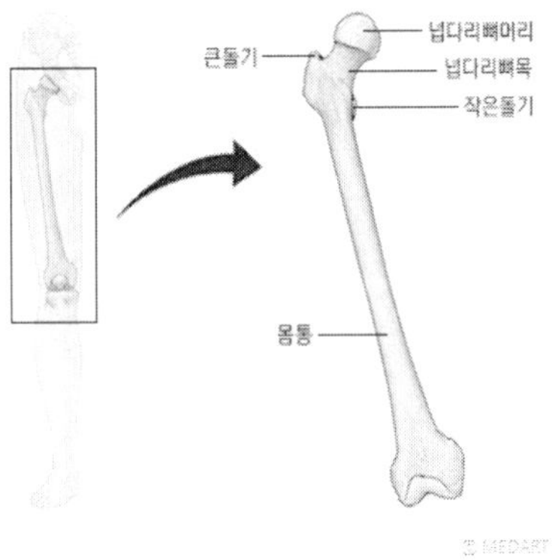


(4) 주의사항

① 골절처치시 단순골절이 복잡골절이 되지 않도록 주의해야 한다.

② 30분에 한 번씩 혈액순환 유무를 확인한다.

③ 부상자 발생시 직접 병원이송 또는 전문 응급의료요원에게 요청을 결정한다.

④ 충격 및 지혈에 대한 처치를 한다.

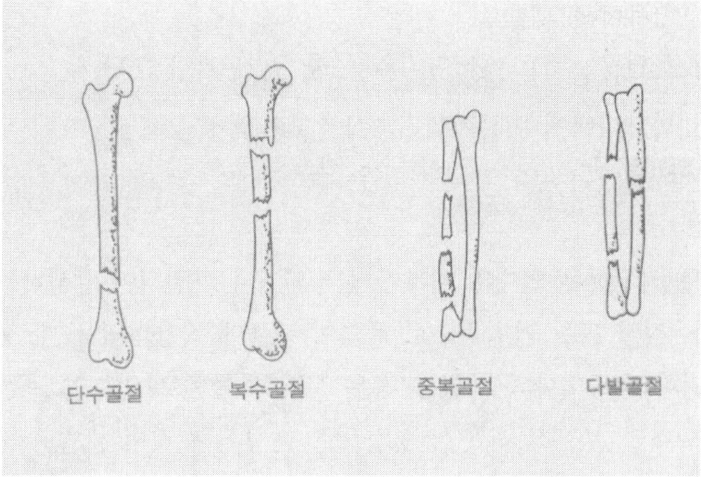


## 5. 탈구(disrocation)

### 1) 정의

관절이 어긋나 뼈가 제자리에서 물러난 상태이다. 관절낭 및 주변 인대, 신경 및 혈관 손상이 동반될 수 있다. 징후로는 관절의 변형, 부종, 관절운동의 소실, 관절부위 촉진시의 압통등이다.

### 2) 원인

타박, 떨어지거나 넘어졌을 때, 심한 근육운동

### 3) 증상

심한 통증, 관절의 모양 변형, 관절운동 불완전 심한 쇼크가 있다.

### 4) 처치

① 빠르고도 정확한 처치가 필요하다.

② 특별한 비상시가 아니면 탈구를 바로 잡으려 하지 말아야 한다.

③ 상처 부위를 편안하게 냉찜질하고 통증감소, 부종감소를 예방한다.

④ 편안한 자세를 취하고 탈구부위를 움직이지 않게 부목으로 고정한다.

쇼크(충격)처치한다.

⑤ 슬관절 탈구: 부상당한 다리의 무릎 밑에 괴어 준다.

## 6. 염좌(sprain)

### 1) 원인

골격계를 지지하는 인대의 일부가 신장되거나 파열되어 발생하는 관절손상을 말한다. 직접 또는 간접적으로 폭력이 관절에 작용하였을 때 생기는 손상이며, 무리한 운동이나 근육활동 혹은 무거운 물체로 인하여 관절을 유지하고 있는 인대가 부분적 혹은 전면적으로 손상되는 것이다.

### 2) 증상

염좌는 인대의 손상정도에 따라 경증에서 증증으로 나뉘며 중증인 경우는 탈구를 유발되는 경우도 있다. 삐었을 때는 징후는 압통과 주위혈관의 파열로 부종과 반상출혈이 나타난다. 피부변색의 변화, 부종, 통증으로 인해 아프다.

▶whiplash injury(경추부 염좌): 자동차 충돌의 목의 편타성 손상경추의 강한 충격으로 인대와 근육의 손상

골절의 증상

① defomity(변형): 팔다리가 본래의 상태에 위치하지 않거나 골격길의 변형이 초래될 수 있다.

② tenderness(압통): 의식이 있는 환자에게서 골절부위를 누르면 통증을 나타낸다.

③ crepitus(골마찰): 골절된 뼈의 양끝이 서로 부딪치면서 나는 소리

④ false motion(가성운동): 관절이 아닌 부위에서 골격의 움직임이 관찰되며 정상적으로 굴전, 신전, 회전 등의 운동이 나타나는 관절이외의 골격부위에서 관찰되는 운동

### 3) 처치

① 추가손상을 방지하기 위해 활동을 최소화하고 휴식을 취한다.

② 안정, 찬물, 찬물찜질, 압박을 해준다.

③ 혈관을 수축시키면 지혈의 작용이 있으며 통증을 감소시킨다.

④ 환자를 움직이지 않고 염좌 부위를 심장보다 높게 거양한다.

⑤ 가능한 한 빨리 전문적인 치료를 받게 한다.

## 핵심단어

▶골절(Fractures): 골격이 연속서이 비정상적으로 소실된 상태. 뼈가 부러지거나 파괴된 상태. 개방성 골절, 폐쇄성 골절

▶탈구(Dislocated joint): 관절의 손상으로 양측 골단면의 접촉상태에 균형이 깨진 상태. 뼈가 관절 속에서 이탈했거나 분리된 상태

▶염좌(Sprain): 관절 손상의 일종. 인대 등의 관절조직이 일부 또는 전체적으로 파열된 상태이지만 인대의 연속성 유지상태

▶부목(Splint): 손상된 골격계 고정을 위해 활용되는 도구를 총칭

# 제6장

# 중 독

1. 약물중독
2. 가스 및 화학물질 흡입
3. 벌레에 물리거나 쏘였을 때

## 학습목표

1. 중독의 정의와 중독 증상을 설명한다.
2. 가스 및 화학물질 예방법과 응급처치방법을 이해하고 적용할 수 있다.
3. 과민반응의 정의와 증상을 이해한다.
4. 중독 유형에 따른 증상을 설명할 수 있다.

## 1. 약물중독

현장조사를 할 때 특이한 냄새, 불꽃, 연기, 열려 있거나 엎질러진 상자, 열린 약병, 손상된 식물과 다른 독물에 의한 중독의 가능성을 확인한다. 독극물 중독의 증상은 메스꺼움, 구토, 설사, 가슴과 복부의 고통, 호흡곤란, 발한, 의식과 발작의 변화 등이 있으며 또 다른 증상은 입술과 혀 주변과 피부에 타는 듯한 느낌이 있고 처치원은 환자나 주변으로부터 정보를 근거로 해서 약물중독 유형에 신경안정제, 수면제, 해열진통제, 항고혈압제, 혈당강하제, 향정신병 약품, 진해거담제, 향경련제 등을 의심할 수 있다.

① 중독이 의심되면 증거물을 확보한다(독극물의 형태, 종류, 섭취량, 섭취 시간, 환자의 몸무게). 환자의 기도, 호흡, 순환, 생명을 위협하는 주변 상황을 확인, 환자가 의식이 있는 경우는 무슨 일이 있었는지 질문을 한다. 응급의료시 서비스기관에 연락한다.

위 정보는 가장 적당한 처치를 할 수 있도록 도와줄 수 있으며 만약 어떤 사람이 독극물에 중독 되었다고 의심되면 다음의 일반적인 지침에 따른다.

㉮ 무슨 일이 발생했는가에 대한 단서를 모으고 접근하는 데 있어서 안전을 위하여 현장조사를 한다.

㉯ 가능하다면 환자를 독극물로부터 격리시킨다. 그리고 환자의 의식상태, 기도, 호흡, 혈액순환, 기능장애를 확인한다. 만약 환자가 의식이 있다면 더 많은 정보를 얻기 위해 질문을 한다.

② 예방법: 밝은 곳에서 약을 먹고 복용하는 약이 맞는지 확인한다. 또는 어린이 손이 닿지 않는 곳에 보관하며 유통기한을 확인한다.

③ 처치

㉮ 신속히 응급의료체계 119에 신고하고 손상 부위를 살핀다.

㉯ 의사의 지시 없이는 먹을 것과 마실 것을 주지 않는다.

㉰ 구토물(용기)을 약간 보관한다. 병원에서 그 독극물을 확인하기 위해 토한 물질을 분석할 수도 있다. 나이, 몸무게, 독극물 이름, 먹은 양과 시간을 확인한 후 응급의료진에게 전달한다.

④ 중독 응급상황 대처법

㉮ 부엌, 욕실, 차고와 같이 독극물이 주로 저장되어 있을 장소에 아이들이 가깝게 있는지 보아야 한다.

㉯ 모든 약과 가정용품을 아이들의 손이 닿지 않는 곳에 보관한다.

㉰ 약상자나 다른 위험한 물건에 어린이는 다룰 수 없는 뚜껑을 사용한다.

㉱ 상표를 읽어야 하고 위험한 물질을 인지할 수 있도록 독극물 표시를 사용한다. 그리고 날짜가 지난 물품은 처분한다.

## 2. 가스 및 화학물질 흡입

중독성 가스는 여러 가지로부터 발생된다. 그것들은 냄새를 가지고 있거나 혹은 없을 수도 있다. 그리고 주로 흡입되는 가스는 일산화탄소, 아황산가스인데 어떤 사람이 중독성 가스를 흡입하였을 때, 그 환자의 피부는 창백해질 수 있다. 이것은 산소의 부족을 의미한다.

만약 액체 화학물질 같은 독극물이 피부에 묻었다면 많은 양의 물로 상처 부위를 씻어야 한다. 또한 석회와 같은 물기가 없는 화학물질을 장갑을 낀 손으로 털어 없애야 한다. 또는 환자와 주위 사람들의 눈으로 들어가지 않도록 조심한다.

화학약품과 세탁제와 같이 해로울 수 있는 물질을 다룰 때는 공기가 잘 통하는 장소에서 사용한다. 그리고 장갑과 안면 보호구와 같은 보호 장비를 착용한다.

### 1) 일산화탄소 중독

① 혈색소가 산소와 결합하는 것보다 210배 더 높다.

② 중추신경계가 손상이 된다.
③ 주로 흡입되는 가스는 일산화탄소로 가솔린 엔진, 불안전한 요리기구, 화재, 숯탄 등에서 나온다. 가스 흡입시 신선한 공기 섭취 또는 환기되는 곳으로 옮겨 청량음료를 마시게 한다.
④ 심한 두통을 호소하면 커피를 진하게 타서 먹인다.
⑤ 호흡이 없으면 구조호흡을 실시하면서 고압산소가스가 있는 병원으로 이송한다.

### 2) 아황산가스 중독

① 호흡계통의 손상
② 기도의 염증치료 병행
③ 액체 화학물질 같은 독극물이 피부에 묻었다면 많은 양의 물로 상처부위를 씻어내고 호흡이 없으면 구조호흡을 하면서 다른 사람에게 119나 응급의료기관에 전화하도록 시킨다.



## 3. 벌레에 물리거나 쏘였을 때

### 1) 벌레

① 벌레의 침은 고통스럽지만 치명적이지는 않다. 소수의 사람들은 벌레의 침에 대하여 심한 알러지 반응을 보인다. 이 알러지 반응은 구조호흡이 필요한 응급상황을 초래할 수도 있다. 만약 어떤 사람이 벌레에 쏘였다면 침을 제거한다. 손톱이나 플라스틱 카드 또는 핀셋을 사용한다면 독물낭이 아닌 침을 꽉 잡아야 한다.
② 비누나 물로 그 부위를 씻고 깨끗이 유지하기 위해 상처 부위를 드레싱하고 통증과 붓는 것을 감소시키기 위해 그 부위에 냉찜질을 한다.

### 2) 독사

① 독사는 바위, 통나무, 어떤 나무의 껍질에 살면서 밤에는 매우 활동적이다. 사망시킬 수 있는 독침을 가진 독사는 단지 몇 종류이다.

② 뱀에 물린 사람을 처치하기 위해 상처를 씻고 부상부위를 고정시킨다.

### 3) 야생동물

① 119나 응급의료기관에 전화하고 가능하면 물린 부위를 심장보다 낮게 하여 안정시킨다. 상처부위를 깨끗이 씻고 물린 부위를 고정시키며 가능한 한 의사에게 빨리 항독처리를 받게 한다.

② 야생동물에 물린다는 것은 감염과 피부조직의 손상을 초래할 수 있다.

### 4) 광견병

① 광견병은 스컹크, 박쥐, 너구리, 고양이, 개, 소, 여우같이 병에 걸린 동물의 침을 통해 전이될 수 있다.

② 미친 동물은 침을 질질 흘릴 수도 있고, 부분적으로 마비되거나, 성질을 부리거나, 물거나, 이상하게 조용할 수도 있다. 야생동물을 껴안거나, 음식을 주지 말고, 죽은 야생동물의 신체와 접촉하지 말아야 한다. 만약 치료를 하지 않으면 광견병은 치명적이다.

③ 광견병과 싸우도록 면역성을 만들어주는 백신 주사를 맞아야 한다.

④ 동물에 물렸다면 동물을 잡으려 하지 말고 환자의 상처가 위험하지 않다면 상처를 비누나 물로 씻어야 한다. 그 다음 드레싱을 한다.

### 5) 독침

① 119에 전화를 한다.

② 해파리, 해양 말미잘, 전기해파리에 의한 것이라면 가능한 한 식초로 부상부위를 흠뻑 젖게 한다. 식초는 독소를 감소시키는데 가장 효과적이지만 알코올을 사용할 수도 있다.

③ 상처를 문지르지 말고 신선한 물이나 암모니아를 사용한다.

④ 숲이나 풀이 우거진 장소에 있을 때 알아두어야 할 예방방법이다.

㉮ 긴소매 상의나 긴바지를 입고 양말이나 신발 속으로 긴바지를 밀어 넣는다.

㈏ 작은 벌레나 진드기를 볼 수 있도록 밝은 색옷을 입고 어떤 것도 옷속으로 들어가지 못하도록 고무 밴드나 테이프를 사용한다.

㈐ 숲과 들판을 다닐 때 사람들이 지나간 자국의 중앙으로 다니고 덤불과 키가 큰 풀을 피한다.

㈑ 밖에서 있다가 들어온 후 벌레, 진드기가 있는지 주의깊게 살펴본다. 특히 목의 뒷부분과 머리털 부위를 확인한다.

㈒ 튼튼한 등산화를 신는다.

### 6) 독성식물에 의한 중독

① 보통 옻나무와 같은 독성식물이 어떤 것인지 구별하기 어렵다.

② 독성식물의 수액은 공기에 노출되면 몇 분 내에 갈색으로 변하고 다음날에는 검게 된다.

③ 독성식물에 노출되었다면 즉시 노출된 피부를 깨끗이 닦는다.

④ 가려움이나 발진의 증세가 있으면 비누와 찬물로 나무진을 씻어내고 충분한 알코올을 사용한다.

# 핵심단어

▶중독(intoxication): 독성 화학물질이 체내로 유입되어 자체의 독성 화학작용에 의하여 인체조직을 손상시키거나 기능장애를 일으키는 병태

▶약물중독(drug addidon poisoning by drugs): 규칙적인 약물남용과 관계된 특이한 부적응적 행동패턴을 말하며 약물남용 및 약물의존으로 나눌 수 있음

▶화학물질(chemical): 화학적 방법에 따라 인공적으로 만들어진 물질이다. 가정용으로 변기세정제, 표백소독제, 신나, 화장품류이고 산업용으로는 염산, 양잿물, 청산가리, 메탈알코올 등 있음

▶중독(Poisoning): 외부 물질이 체내에 들어와 이 물질에 의해 인체의 기능장애나 비정상적인 증상을 유발

▶과민반응(Hypersensitivity reaction): 특정물질에 의해 신체 면역반응이 과도하게 나타나는 현상

▶약물남용(drug abuse): 약물을 사회적, 또는 직업상 기능장애를 초래하는 병적 사용이 1개월 이상 지속되는 경우

# 제7장

# 흔히 일어나는 급한 병

1. 알코올 중독
2. 졸도
3. 탈장
4. 맹장염(충수염)
5. 딸꾹질
6. 당뇨
7. 두드러기
8. 귓 속의 이물
9. 강직(强直)
10. 귀 통증
11. 천식(喘息)
12. 어린이 경련
13. 코피

# 학습목표

1. 뇌졸중의 원인과 예방법을 숙지한다.
2. 뇌졸중의 증상을 알고 응급치료에 대하여 알아야 한다.
3. 당뇨병의 원인과 예방법을 이해한다.
4. 고혈압의 증상과 응급처치에 대해 설명할 수 있다.

## 1. 알코올 중독

### 1) 증상

① 숨을 내쉴 때 술 냄새가 난다.

② 처음에는 얼굴색이 붉어지다가 나중에는 창백해진다.

③ 맥박은 처음에는 강하나 점차 약해진다.

④ 두 눈동자가 커지고 환자는 깊은 잠에 빠진 듯이 호흡을 한다.

### 2) 처치

① 술에 취한 사람은 보통 몇 시간 자고 나면 깨어난다.

② 독이 있는 술이나 변한 술을 마신 것이라면 위세척을 위해 병원으로 간다.

③ 호흡을 멈추면 구조호흡을 한다.

④ 의식을 잃고 창백해지고 맥이 약해지면 사지를 동체를 향해 문질러주고 가온시킨다.

⑤ 정신을 차리면 다량의 액체를 마시게 하여 구토를 시킨다.

⑥ 뜨거운 물이나 차를 마시게 한다.

⑦ 알코올 중독환자는 본인이 술을 자제하여 안 먹는 방법 밖에 없다.

## 2. 졸도

### 1) 정의

기절해서 넘어지는 것이다.

### 2) 원인

① 뇌에 혈액순환이 불충분하여 뇌빈혈이 일어나기 때문이다.

② 빈혈, 기아, 피로, 내출혈, 마음의 충격 등이다.

3) 증상

① 얼굴색이 창백해지고 이마에 땀이 흐른다.

② 호흡이 얕고 맥박이 약하며 느리다.

③ 현기증이 난다고 말하며 실신한다.

4) 처치

① 환자의 머리와 몸을 수평으로 눕히고 다리를 높여준다.

② 옷깃을 느슨하게 하여 뇌로 피가 잘 흐르도록 한다.

③ 환자의 의식이 회복되면 차나 물을 마시게 한다.

④ 인사불성이 계속되면 환자를 따뜻하게 하여주고 병원으로 이송한다.

## 3. 탈장

1) 정의

서혜부 바로 위 좌우 양측 하복부에 약한 부분의 근육 사이로 내장이 불쑥 나오는 것이다.

2) 증상

탈장을 일으키는 부위가 붓고 심하게 아프다.

3) 처치

① 환자를 바로 눕히고 찬 물수건을 댄다.

② 본래대로 회복되지 않으면 엎드리게 하고 무릎을 굽혀서 가슴에 대고 엉덩이를 쳐들도록 한다.

## 4. 맹장염(충수염)

1) 증상

① 구토 또는 토기가 있다.

② 배의 전부 또는 오른쪽 아랫배가 몹시 아프다.

③ 오른쪽 다리(무릎)를 펼 수가 없다.

### 2) 처치

① 즉시 자리에 눕히고 절대 안정시킨다.

② 설사약이나 음식물을 절대 주지 않는다.

③ 맹장부위에 냉찜질을 해주면서 병원으로 이송한다.

## 5. 딸꾹질

### 1) 원인

① 가벼운 것은 한참 동안 숨을 멈춘다.

② 냉수를 조금씩 천천히 마신다.

③ 혀를 1~2분 동안 자기 손으로 앞으로 빼내고 있는다.

④ 여러 가지 방법으로도 낫지 않고 계속되면 의사의 진찰을 받는다.

## 6. 당뇨

### 1) 정의

당뇨병은 소변에 당이 나오는 것을 말하나 임상적으로는 혈액 속에 당 성분이 증가되어 있고 이에 수반 되는 대사장애를 특징으로 하는 질환을 말한다. 췌장에서 분비되는 호르몬인 인슐린이 부족하거나 역할을 하지 못할 때이다.

▶ 당뇨병 진단 기준

| 진단 | 공복시 혈당 | 2시간 후 혈당 |
|---|---|---|
| 당뇨병 | 126mg/dL 이상 | 200mg/dL 이상 |

### 2) 저혈당(인슐린 반응)

혈액에 당이 부족한 것이다.

(1) 원인

① 인슐린이 너무 많거나 너무 적어서 생긴다.

② 늦은 식사, 운동부족, 술 또는 복합적인 작용에 의해 생긴다.

③ 설탕과 지방을 지나치게 섭취하는 식생활

④ 스트레스 및 세균으로 인한 감염증 발생 시

(2) 증상

① 갑작스런 발병, 조정능력의 저하(비틀거리는 걸음)

② 감정조절 불능, 거친 태도가 나타난다.

③ 창백한 피부색, 의식불명, 방향감각이 상실된다.

④ 갑작스런 공포감, 심한 발한, 떨림, 의식상실 등이다.

⑤ 음식을 섭취하여도 몸 안에서 포도당이 에너지원으로 이용되지 못해 체중이 줄고 배가 고파 음식을 찾는다.

(3) 처치

① 당뇨진단을 받은 적이 있으며 의식이 있으면 설탕물을 먹는다.

② 사탕, 우유, 과일음료 등의 당분이 있는 음식을 준다.

③ 15분 내에 증상이 좋아지지 않으면 병원으로 간다.

④ 당뇨병이 발병하게 되면 대부분 합병증의 진행을 늦출 뿐 치료가 되지 않기 때문에 미리 예방하는 것이 최선의 방법이다.

### 3) 고혈당(혈액에 당이 너무 많을 때)

(1) 원인

인슐린 부족, 과식, 당류를 과다섭취 시, 운동부족, 활동이 거의 없고, 질병, 스트레스 등이다.

(2) 증상

① 서서히 발병, 말을 시킬 때만 졸린 것처럼 말을 한다.

② 심한 갈증, 잦은 소변, 얼굴이 붉어진다.

③ 구토, 숨을 쉴 때 과일 냄새가 나고 힘들어한다.

(3) 처치

① 기도유지 및 호흡 여부를 확인한다.

② 혼수상태인 사람에게는 먹을 것을 찌 않도록 한다.

③ 당이 들어 있는 음식을 준다. 그리고 즉시 병원으로 간다.

## 7. 두드러기

### 1) 증상

① 갑자기 피부에 울긋불긋한 것이 돋는 일종의 피부병이다.

② 그 주위의 피부색보다 더 붉고 가려움이 심하다.

③ 특정한 음식물에 대하여 특이체질을 가진 사람에게 나타난다.

### 2) 처치

① 냉찜질, 소독약을 바르면 가려움이 가라앉는다.

② 비누와 찬물로 씻고 충분한 양의 알코올로 닦는다.

## 8. 귓 속의 이물

### 1) 증상

① 콩, 팥 등은 귓 속의 습기를 받아 부풀면 빼기가 곤란하다.

② 파리 또는 벌레들이 귓 속에 들어가는 수도 있다.

### 2) 처치

① 귓 속에 들어간 이물은 의사만이 빼내도록 한다.

## 9. 강직(强直)

### 1) 정의

몹시 심한 활동에 의하여 근육이나 건이 손상된 상태를 말한다. 즉 근육을 연속적으로 자극할 때, 근육이 지속적으로 크게 수축되는 일이다.

### 2) 증상

① 부상당한 뒤에는 몇 시간 동안은 잘 움직일 수 없고 매우 아프다.

② 허리나 등이 뻐근해서 일어서거나 걸으려면 심한 통증이 있다.

### 3) 처치

근육의 안정, 가온, 마사지를 한다.

## 10. 귀 통증

### 1) 증상

① 귀와 통한 코 및 인후로부터의 감염으로 발생한다.

② 코를 세게 푸는 것은 이관에 압박을 주어 통증을 일으킨다.

### 2) 처치

① 따뜻한 소금주머니, 물주머니를 사용하여 아픈 쪽 귀를 따뜻하게 해 준다.

② 귓병은 꼭 의사의 진찰을 받도록 한다.

## 11. 천식(喘息)

### 1) 증상

① 기침, 청색증, 숨이 차서 말을 끝까지 하지 못한다. 또는 발작적으로 호흡이 곤란한 병이며 기관지성 · 심장성 · 요독성(尿毒性) 천식 등의 구별이 있다.

② 숨 쉴 때 콧구멍이 벌름거림, 특정적인 숨소리(휘파람소리) 등이 난다.

### 2) 처치

① 기도 개방여부, 호흡유무, 맥박유무를 확인한다.

② 앉은 자세를 편하게 하여 호흡을 쉽게 해준다.

③ 사용 중인 천식약이 있는지 물어본다.

④ 환자가 분무용 천식약으로도 나아지지 않거나 심한 호흡곤란이 있으면 즉시 의사의 치료를 받아야 한다.

## 12. 어린이 경련

### 1) 원인

급성 소화불량증, 열, 비타민 D 결핍 등의 원인이 있다.

### 2) 증상

① 불안과 짜증이 나면 눈과 얼굴 근육에 경련이 일어난다.

② 온몸의 근육이 움직이며 발작중에는 신체가 뻣뻣해지기도 한다.

③ 얼굴색이 변화(창백 → 파랗게)한다.

④ 경련이 반시간 이상 계속되는 경우는 드물다.

⑤ 정신을 잃어 거의 죽을 것 같은 상태에 빠진다.

### 3) 처치

① 옷깃을 느슨하게 한다.

② 경련이 금방 멈추지 않으면 더운 물수건을 대어 준다.

③ 어린이의 옷을 전부 벗기고 체온과 비슷한 물에 넣어주고 큰 타올이나 헝겊으로 몸을 감싸준다.

④ 처치원은 팔꿈치 안쪽에 물수건을 대어 온도를 조절한다.

⑤ 환자의 머리에는 찬 물수건을 대준다.

⑥ 경련 끝에 얼굴이 파랗게 질리고 호흡이 중단되면 구조호흡을 한다.

⑦ 움직이면 되도록 빨리 의사에게 보이도록 한다.

⑧ 열로 인한 경련시는 옷을 벗기고 열을 식혀준다.

**※ 에이즈 예방법**

- 피부를 절개하거나 찌르는 도구는 반드시 멸균한다.
- 바늘이나 주사기 등은 다른 사람과 공동으로 사용하지 않는다.
- 수혈하는 혈액은 에이즈바이러스 검사를 거친 혈액을 사용한다.
- 무절제한 성관계를 금한다.
- 성관계시 반드시 콘돔을 사용하는 것이 안전하다.



## 13. 코피

### 1) 증상

코피는 전부 출혈과 후부 출혈의 두 가지로 나누어 생각한다.

① 전부(코의 앞부분) 출혈은 일반적인 유형(90%)이다. 이 경우에는 혈액이 한쪽 비공에서 나온다.

② 후부(코의 뒷부분) 출혈은 다량의 혈액이 입이나 목구멍 뒤까지 다량으로 나는 것을 말한다. 후부 출혈은 위험하므로 의사의 치료를 받아야 한다.

### 2) 처치

① 앉은 자세를 유지하게 하여 부상자의 혈압을 낮춘다. 머리를 약간 앞으로 숙이게 해서 피가 목뒤로 넘어가지 않고 코의 앞부분을 통해 흘러나올 수 있게 한다. 피가 목뒤로 넘어가게 되면 질식하거나 메스꺼움, 구토를 일으킨다.

② 엄지와 다른 두 손가락으로 코의 연한 부분을 쥐고 5분간 서서히 압박한다. 쥐고 있는 코 부분을 안면 골격쪽으로 누른다.

③ 출혈이 계속되면 부상자에게 부드럽게 코를 풀도록 해서 핏덩어리와 흘러내린 혈액을 제거하고 재채기를 줄이게 한다. 이렇게 해서 핏덩어리가 다시 생기게 한다. 양쪽 비공에 울혈제거 스프레이를 네 번씩 분사한다. 다시 5분간 코를 잡아 쥔다.

④ 코에 타박상을 입은 경우는 코와 뺨에 얼음주머니를 올려 지혈을 돕는다.

⑤ 다음과 같은 경우는 의사의 치료를 받아야 한다.

㉮ 코를 쥐거나 기타 어떤 방법을 사용해도 출혈이 멈추지 않는 경우

㉯ 후부 출혈이 의심되는 경우

㉰ 코에 타박상을 입은 후 출혈이 생겨 코뼈 골절이 의심될 경우

# 핵심단어

▶고혈당(hyperglycemia): 고혈당은 혈액에 당이 너무 많아서 생기며, 인슐린부족, 과식, 운동부족, 질병, 스트레스 또는 이러한 것들이 복합적으로 작용하여 일어날 수 있음

▶당뇨병(diabetes mellitus, DM): 탄수화물을 산화하는 기능이 저하된 대사성 질환으로 대개는 인슐린의 부족으로 발생

▶천식(Asthma): 여러 가지 자극에 대해서 기관지가 과민한 반응으로 생기는 기관지의 가역적인 폐쇄를 의미한다. 즉 정상인에게서는 반응이 없는 자극에 대해서 기관지의 폐쇄가 생기고 그 자극이 없을 경우에는 기관지의 폐쇄가 소실하는 질환을 말함

▶발작(Seizure): 뇌조직의 병변 또는 기능적인 장애로 인하여 발작적으로 신경기능장애를 일으키는 여러 가지 신경증상

# 제8장

# 국제적십자운동

1. 적십자의 유래(탄생 배경)
2. 대한적십자사의 유래
3. 대한적십자사의 활동
4. 청소년 적십자의 세 가지 기본 목적
5. 적십자사와 응급처치

## 1. 적십자의 유래(탄생 배경)

1859년 6월 24일 스위스 제네바의 청년 실업가 '장 앙리 뒤낭(Jean Henry Dunant, 1828-1910)'은 사업에 관한 지원을 받고자 프랑스 황제 나폴레옹 3세를 만나기 위하여 이탈리아 북부지방을 여행하고 있었다. 그때 이탈리아 통일을 반대하는 오스트리아군에 대항하여 프랑스와 사르디니아 연합군이 솔페리노에서 치열한 전투(이탈리아 통일 전쟁)를 벌이고 있었으며, 4만여 명의 병사가 죽거나 부상당한 채로 버려져 있는 처참한 광경을 우연히 목격하였다. 뒤낭은 나폴레옹 3세와의 만남을 포기한 채 인근 카스틸료네 마을 교회를 중심으로 농촌 부녀자들과 소년 소녀들의 도움을 얻어 구호활동을 펴기 시작하였다.

그는 "모든 사람은 형제다(All men are brothers!)!"라고 외치며 적군과 아군을 구별하지 않고 부상병을 돌보아 줌으로써 인도주의 이념을 근간으로 하는 적십자 운동을 싹트게 하였다.

## 2. 대한적십자사의 유래

대한제국정부가 1903년(광무 7년) 1월 8일자로 최초의 적십자 조약인 "육지전투에 있어서 군대 부상자의 상태개선에 관한 제네바협약"에 가입하였고, 1905년 10월 27일 고종황제 칙령 제47호로 "대한적십자사 규칙"이 반포됨으로써 우리나라에서의 적십자운동은 시작되었다.

그 뒤 일본의 침략으로 1909년 이래 활동이 한때 중단되었으나, 1919년 7월 중국 상해에서 임시정부가 수립되어 그곳에서 "대한적십자회"로 부활하였다.

## 3. 대한적십자사의 활동

전시에 국군의 의료보조기관이 되어 전상자 치료 및 전재민 구호사업을 수

행함을 기본적 임무로 하면서 평시에 있어서는 다음과 같은 사업을 수행한다.

### 1) 청소년 적십자

1953년 임시수도 부산에서 2백여 명의 고등학생을 중심으로 시작된 청소년 적십자활동은 그동안 꾸준히 성장하여 오늘날 초 · 중 · 고 · 대학(교) 중심의 학교조직과 교외조직으로 특색 있는 활동을 벌이고 있다.

청소년 적십자단원은 각종 연수, 훈련, 봉사활동, 재해구호활동, 헌혈운동, 친선활동, 국제교류 등의 경험을 통하여 적십자 정신을 배우고 협동적 민주시민으로서의 자질을 갖춘다.

### 2) 사회봉사사업

점증하는 사회봉사 욕구에 부응하기 위하여 이에 필요한 자원봉사조직의 확대는 물론 새로운 시대에 적합한 전문적 봉사 프로그램 개발에 노력하고 있다.

전국 2천 6백여 개 단위 봉사조직에 속한 5만 7천여 명의 남녀 봉사원들이 그들의 시간과 노력과 재력을 제공하여 불행한 이웃의 고난을 덜어주며 우리가 살고 있는 지역사회를 보다 나은 삶의 터전으로 만들기 위해 힘쓴다.

22개 군 병원 봉사실과 28개 종합봉사회관 등에서 부상 장병, 아동, 근로청소년, 장애인 및 노인복지를 위한 각종 봉사활동이 적십자 자원봉사원에 의해 수행된다.

### 3) 처치

적십자의 구호는 국내에 발생하는 각종 재해에 대비하고 우선적으로 그 이재민을 구호하는 긴급구호와 저소득층의 생계보조, 행려병자의 보호, 영세산모 등을 위한 일반구호 및 국내외 난민구호에 대비한 아마무선의 긴급 통신망으로 운영하고 있으며 국내구호 뿐만 아니라 국제적인 구호활동에도 참여하고 있다.

#### 4) 지역보건사업

고종황제의 은사금으로 시작된 병원사업은 오늘날 전국에서 6개 적십자 병원을 운영하여 연간 연인원 1백여만 명의 환자를 진료함으로써 지역사회 건강증진에 이바지하고 있다. 또 장애자 재활사업의 일환으로 언청이 무료성형수술, 언어교정 등 특수 의료 활동과 가정에서 환자를 돌볼 수 있는 지식과 기능을 가르치는 가정간호법 보급, 그리고 국민들의 건강과 생명을 보호하는 각종 강습을 실시하고 있다.

#### 5) 안전사업

각종 사고에 대비한 응급처치법, 심폐소생법, 수상안전법 지식과 기능을 널리 보급함으로써 국민들의 건강과 생명을 보호하는 데 앞장서고 있으며, 해수욕장, 실내·외수영장, 유원지 및 전국 유명산에 인명 구조원을 파견해 귀중한 생명을 구조하는 활동을 전개하고 있다.

#### 6) 혈액사업

1981년부터 전국의 혈액수급 업무를 정부로부터 위탁받은 대한적십자사는 전국에 16개 적십자 혈액원과 79개 헌혈의 집, 혈장분획센터, 수혈연구원을 운영, 국내 혈액수요를 차질 없이 공급하기 위하여 범국민적인 헌혈운동을 벌이고 있으며 채혈, 검사, 보존 및 공급 등 일련의 혈액수급 업무를 맡아 하고 있다.

한편 모든 헌혈자에게는 AIDS 항체, B형간염 항원, 매독검사 및 희귀혈액형 여부 등을 무료로 검사하여 그 결과를 본인에게 직접 통보해줌으로써 헌혈자의 건강관리에도 최선을 다한다.

오늘날에는 전국 각지 의료기관에서 소요되는 수혈용 혈액 전량을 "사랑의 헌혈"만으로 충당하고 있다.

#### 7) 국제활동

국제적십자의 일원으로서 적십자국제위원회(ICRC)와 적십자사연맹, 그리고

175개 회원국 적십자사와 긴밀한 우의를 가지고 협력증진에 힘쓰고 있다. 특히 국제구호활동에 적극 참여하여, 재해를 당한 회원국 이재민 구호에 기여를 하고 있으며, 베트남 선상난민 수용구호와 제3국 송출도 담당하고 있다.

#### 8) 이산가족 찾기 사업

국내외 이산가족의 생사와 소재를 확인하여 재회를 주선해줌으로써 이들의 고통을 덜어주는 일을 수행하고 있다. 해외거주 동포들의 소재확인과 귀국 및 방문알선을 위해 노력한 결과 중국거주 동포를 위한 가족 찾기 사업은 성공리에 일단락되었고, 최근에도 사할린거주 동포들의 단체모국방문사업을 대대적으로 전개함으로써 이들과 국내가족간의 재회가 날로 늘어가고 있다.

한편 남과 북의 이산가족들이 혈유고가 재회의 기쁨을 나눌 수 있도록 남북적십자회담 재개를 위하여도 모든 성의와 노력을 기울이고 있다.

#### 9) 의료사업

서울 등 전국 6개 적십자병원을 통해 지역사회 주민들의 보건 및 의료서비스 향상에 이바지하고 있다.

#### 10) 1339응급환자정보센터 활용

응급환자들에게 보다 신속한 의료 서비스를 제공하기 위해 전국에 적십자 1339응급환자정보센터를 운영하고 있으며 국번없이 1339번으로 연락하면 응급환자에게 필요한 의료정보, 구급차 출동 및 병원 등을 안내한다.

#### 11) 인도법 보급

전쟁희생자의 존중 · 보호 · 인도적 대우를 규정하고 있는 현행 제네바 4개 협약 및 2개 추가의정서에 규정된 정부의 보급 책무를 보조적으로 수행하는 입장에서 특별히 "인도법연구소"를 운영하고 있다. 또한 청소년 및 일반 대중에게 적십자이념을 널리 전파하고 특히 군대, 경찰, 민방위 요원 등 각 계층을 대상으로 제네바 협약을 보급함으로써 인간의 존엄성과 가치를 존중하며 인도적 권리보호 활동을 전한다.

### 12) 적십자 회원모집

적십자사는 사랑과 봉사를 실천하는 인도주의 사업을 실천하기 위한 재원 조성을 위해 회원을 모집한다. 전 국민이 회원이 될 수 있으며 중앙 행정기관 및 지방 자체단체의 협조와 국민들의 적극적인 참여로 매년 구호 및 사회봉사, 청소년적십자 혈액사업 등을 전개하기 위한 사업 재원을 회원들의 회비로 마련한다.

## 4. 청소년 적십자의 세 가지 기본 목적

청소년적십자 운동은 성장 과정에 있는 청소년들을 그 가능성이 허락하는 한도까지 최대한 돕기 위해 다음의 세 가지를 기본 목적으로 제시하고 있다.

### 1) 사회 의식과 인류를 위한 책임감에 대한 각성과 강화

오늘날 청소년들이 직면하고 있는 가장 심각한 문제는 가치관의 혼란으로서, 이는 기성세대에 대한 불신과 세대 차이, 그리고 경제성장에 따른 물질주의적, 개인주의적 사고에 기인한다. 이와 같은 상황 하에 사회적 존재로서의 인간은 이러한 가치 혼란을 극복하고 개인적 이익을 넘어선 이웃의 복지에 대한 관심과 인류적 책임을 가져야 할 것이 요청된다.

### 2) 급변하는 사회에 대한 이해와 적응

올바른 사회의식과 강한 책임감을 지닌 사람이라 하더라도 적절한 능력이 없다면 사회에 유용한 인물이 될 수는 없다. 그러나 학교 제도에만 의존한다면 급변하는 정보사회와 세계적인 흐름에 적절하게 대처하기 어렵다. 청소년적십자는 청소년들에게 필요한 지식과 기술을 공급할 뿐 아니라 현대 사회에서 건강한 정신생활을 해 나갈 수 있는 길을 제시하고 있다.

### 3) 타인의 복지에 대한 관심과 지역사회 개발에의 참여

타인의 복지를 위한 관심은 성숙한 인간의 충분한 자기 이해에서 출발하는 것이며, 타인의 복지는 곧 자기의 복지와 직결된다는 사회의식의 발로이다. 인도주의 정신에 입각한 봉사에 대한 올바른 태도와 기능은 올바른 사회의식 뿐 아니라 체엄을 통해 수정되고 습득되는 것이다. 청소년적십자 운동은 이러한 직접 체험의 기회를 제공한다.

## 5. 적십자사와 응급처치

솔페리노 전쟁의 와중에 상병자를 구호한 활동에서 국제접십자 운동이 잉태되었다. 접십자사는 창립과 함께 봉사원을 대상으로 활발히 응급처치를 보급하였고, 현재는 전시뿐만 아니라 일상생활 중에서도 발생할 수 있는 위급상황 대처 요령과 이에 대한 응급처치를 범세계적으로 보급하고 있다.

우리나라 응급처치 보급의 효시는 1948년으로 거슬러 올라간다. 1948년 3월, 당시 미국적십자사에서 발간한 응급처치 교본을 한글로 번역 응급구호법이란 단행본을 발간한데서 국내 응급처치 보급이 시작된다. 이후 1949년 8월, 당시 미국적십자사 극동지구 응급구호부장이었던 '윌리엄 레인위'가 의사와 경찰간부 등 26명을 대상으로 국내 최초의 응급처치 교육을 실시했다.

이후 1957년 3월부터 1958년 12월에 걸쳐 미국적십자사 극동지구 안전교육과장인 '언스트 A 번브럭'이 117명의 응급처치 강사를 양성하였다. 이 강습회에는 적십자사 각 지사 청소년과장, RCY지도교사, 경찰관, 소방관, 청년봉사회원 등이 참가하여 강사과정을 이수함으로써 향후 본격적인 응급처치 교육을 실시하는데 도움이 되었다. 또한 1075년에는 미국적십자사 극동지구 안전교육과장인 스미트를 초청하여 심폐소생법 강습회를 실시하여 심폐소생법의 국내 보급의 기반을 구축하였다.

대한적십자사는 응급상황시 국민의 생명보호를 위한 대처 능력을 함양하고 전국민을 대상으로 적십자 안전지식을 보급하기 위하여 맞춤형 교육 프로그램 개발, 상설교실 운영 등을 통한 연중 안전교육을 실시하고 있다. 또한 청소년에게 응급처치법의 올바른 지식 및 기술의 연마를 위하여 초·중·고등학생과 대학생, 일반인들이 참여한 가운데 응급처치법 경연대회를 개최하고 있다.

광장, 역 등 유동인구 밀집지역에서 응급처치법과 심폐소생술 시연을 위한 길거리 홍보팀을 정기적으로 운영하여 시민들에게 안전의식을 고취시키고 있으며 위급상황에서 자신은 물론이고 타인의 소중한 생명을 보호할 수 있도록 응급처치에 관한 지식 보급에 앞장서고 있다.

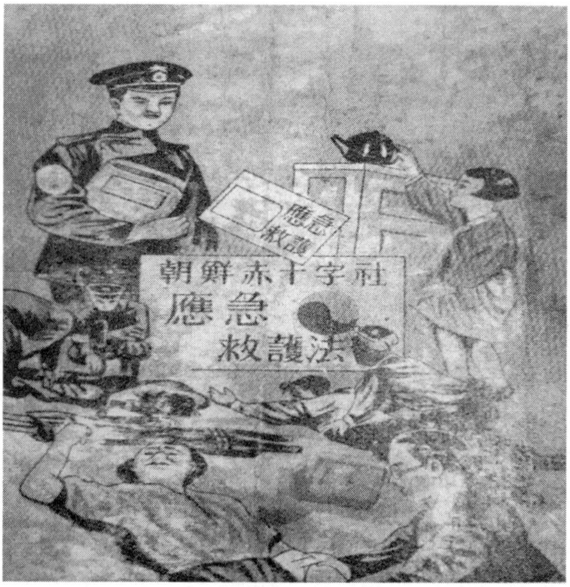

# 부 록

1. 응급의료에 관한 법률
2. 의학사전
3. 응급처치와 에이즈
4. 응급처치 관련 사례

# [부록 1] 응급의료에 관한 법률 (약칭: 응급의료법)

[시행 2024. 2. 17.] [법률 제19654호, 2023. 8. 16., 일부개정]

## 제1장 총칙

**제1조(목적)** 이 법은 국민들이 응급상황에서 신속하고 적절한 응급의료를 받을 수 있도록 응급의료에 관한 국민의 권리와 의무, 국가·지방자치단체의 책임, 응급의료제공자의 책임과 권리를 정하고 응급의료자원의 효율적 관리에 필요한 사항을 규정함으로써 응급환자의 생명과 건강을 보호하고 국민의료를 적정하게 함을 목적으로 한다.

**제2조(정의)** 이 법에서 사용하는 용어의 뜻은 다음과 같다.

1. "응급환자"란 질병, 분만, 각종 사고 및 재해로 인한 부상이나 그 밖의 위급한 상태로 인하여 즉시 필요한 응급처치를 받지 아니하면 생명을 보존할 수 없거나 심신에 중대한 위해(危害)가 발생할 가능성이 있는 환자 또는 이에 준하는 사람으로서 보건복지부령으로 정하는 사람을 말한다.
2. "응급의료"란 응급환자가 발생한 때부터 생명의 위험에서 회복되거나 심신상의 중대한 위해가 제거되기까지의 과정에서 응급환자를 위하여 하는 상담·구조(救助)·이송·응급처치 및 진료 등의 조치를 말한다.
3. "응급처치"란 응급의료행위의 하나로서 응급환자의 기도를 확보하고 심장박동의 회복, 그 밖에 생명의 위험이나 증상의 현저한 악화를 방지하기 위하여 긴급히 필요로 하는 처치를 말한다.
4. "응급의료종사자"란 관계 법령에서 정하는 바에 따라 취득한 면허 또는 자격의 범위에서 응급환자에 대한 응급의료를 제공하는 의료인과 응급구조사를 말한다.
5. "응급의료기관"이란 「의료법」 제3조에 따른 의료기관 중에서 이 법에 따라 지정된 권역응급의료센터, 전문응급의료센터, 지역응급의료센터 및 지역응급의료기관을 말한다.

6. “구급차등”이란 응급환자의 이송 등 응급의료의 목적에 이용되는 자동차, 선박 및 항공기 등의 이송수단을 말한다.
7. “응급의료기관등”이란 응급의료기관, 구급차등의 운용자 및 응급의료지원센터를 말한다.
8. “응급환자이송업”이란 구급차등을 이용하여 응급환자 등을 이송하는 업(業)을 말한다.

## 제2장 국민의 권리와 의무

**제3조(응급의료를 받을 권리)** 모든 국민은 성별, 나이, 민족, 종교, 사회적 신분 또는 경제적 사정 등을 이유로 차별받지 아니하고 응급의료를 받을 권리를 가진다. 국내에 체류하고 있는 외국인도 또한 같다.

**제4조(응급의료에 관한 알 권리)** ① 모든 국민은 응급상황에서의 응급처치 요령, 응급의료기관등의 안내 등 기본적인 대응방법을 알 권리가 있으며, 국가와 지방자치단체는 그에 대한 교육·홍보 등 필요한 조치를 마련하여야 한다.
② 모든 국민은 국가나 지방자치단체의 응급의료에 대한 시책에 대하여 알 권리를 가진다.

**제5조(응급환자에 대한 신고 및 협조 의무)** ① 누구든지 응급환자를 발견하면 즉시 응급의료기관등에 신고하여야 한다.
② 응급의료종사자가 응급의료를 위하여 필요한 협조를 요청하면 누구든지 적극 협조하여야 한다.

**제5조의2(선의의 응급의료에 대한 면책)** 생명이 위급한 응급환자에게 다음 각 호의 어느 하나에 해당하는 응급의료 또는 응급처치를 제공하여 발생한 재산상 손해와 사상(死傷)에 대하여 고의 또는 중대한 과실이 없는 경우 그 행위자는 민사책임과 상해(傷害)에 대한 형사책임을 지지 아니하며 사망에 대한 형사책임은 감면한다.
1. 다음 각 목의 어느 하나에 해당하지 아니하는 자가 한 응급처치

가. 응급의료종사자

나. 「선원법」 제86조에 따른 선박의 응급처치 담당자, 「119구조 · 구급에 관한 법률」제10조에 따른 구급대 등 다른 법령에 따라 응급처치 제공의무를 가진 자

2. 응급의료종사자가 업무수행 중이 아닌 때 본인이 받은 면허 또는 자격의 범위에서 한 응급의료

3. 제1호나목에 따른 응급처치 제공의무를 가진 자가 업무수행 중이 아닌 때에 한 응급처치

## 제3장 응급의료종사자의 권리와 의무

**제6조(응급의료의 거부금지 등)** ① 응급의료기관등에서 근무하는 응급의료종사자는 응급환자를 항상 진료할 수 있도록 응급의료업무에 성실히 종사하여야 한다.

② 응급의료종사자는 업무 중에 응급의료를 요청받거나 응급환자를 발견하면 즉시 응급의료를 하여야 하며 정당한 사유 없이 이를 거부하거나 기피하지 못한다.

**제7조(응급환자가 아닌 사람에 대한 조치)** ① 의료인은 응급환자가 아닌 사람을 응급실이 아닌 의료시설에 진료를 의뢰하거나 다른 의료기관에 이송할 수 있다.

② 진료의뢰 · 환자이송의 기준 및 절차 등에 관하여 필요한 사항은 대통령령으로 정한다.

**제8조(응급환자에 대한 우선 응급의료 등)** ① 응급의료종사자는 응급환자에 대하여는 다른 환자보다 우선하여 상담 · 구조 및 응급처치를 하고 진료를 위하여 필요한 최선의 조치를 하여야 한다.

② 응급의료종사자는 응급환자가 2명 이상이면 의학적 판단에 따라 더 위급한 환자부터 응급의료를 실시하여야 한다.

**제9조(응급의료의 설명 · 동의)** ① 응급의료종사자는 다음 각 호의 어느 하나에

해당하는 경우를 제외하고는 응급환자에게 응급의료에 관하여 설명하고 그 동의를 받아야 한다.

1. 응급환자가 의사결정능력이 없는 경우
2. 설명 및 동의 절차로 인하여 응급의료가 지체되면 환자의 생명이 위험하여지거나 심신상의 중대한 장애를 가져오는 경우

② 응급의료종사자는 응급환자가 의사결정능력이 없는 경우 법정대리인이 동행하였을 때에는 그 법정대리인에게 응급의료에 관하여 설명하고 그 동의를 받아야 하며, 법정대리인이 동행하지 아니한 경우에는 동행한 사람에게 설명한 후 응급처치를 하고 의사의 의학적 판단에 따라 응급진료를 할 수 있다.

③ 응급의료에 관한 설명 · 동의의 내용 및 절차 등에 관하여 필요한 사항은 보건복지부령으로 정한다.

**제10조(응급의료 중단의 금지)** 응급의료종사자는 정당한 사유가 없으면 응급환자에 대한 응급의료를 중단하여서는 아니 된다.

**제11조(응급환자의 이송)** ① 의료인은 해당 의료기관의 능력으로는 응급환자에 대하여 적절한 응급의료를 할 수 없다고 판단한 경우에는 지체 없이 그 환자를 적절한 응급의료가 가능한 다른 의료기관으로 이송하여야 한다.

② 의료기관의 장은 제1항에 따라 응급환자를 이송할 때에는 응급환자의 안전한 이송에 필요한 의료기구와 인력을 제공하여야 하며, 응급환자를 이송받는 의료기관에 진료에 필요한 의무기록(醫務記錄)을 제공하여야 한다.

③ 의료기관의 장은 이송에 든 비용을 환자에게 청구할 수 있다.

④ 응급환자의 이송절차, 의무기록의 이송 및 비용의 청구 등에 필요한 사항은 보건복지부령으로 정한다.

**제12조(응급의료 등의 방해 금지)** ① 누구든지 응급의료종사자(「의료기사 등에 관한 법률」 제2조에 따른 의료기사와 「의료법」 제80조에 따른 간호조무사를 포함한다)와 구급차등의 응급환자에 대한 구조 · 이송 · 응급처치 또는 진료를 폭행, 협박, 위계(僞計), 위력(威力), 그 밖의 방법으로 방해하거나 의료기관 등

의 응급의료를 위한 의료용 시설 · 기재(機材) · 의약품 또는 그 밖의 기물(器物)을 파괴 · 손상하거나 점거하여서는 아니 된다.

② 응급의료기관의 장 또는 응급의료기관 개설자는 제1항을 위반하여 응급의료를 방해하거나 의료용 시설 등을 파괴 · 손상 또는 점거한 사실을 알게 된 경우에는 수사기관에 즉시 신고하여야 하고, 이후 특별시장 · 광역시장 · 특별자치시장 · 도지사 · 특별자치도지사(이하 "시 · 도지사"라 한다) 또는 시장 · 군수 · 구청장(자치구의 구청장을 말한다. 이하 같다)에게 통보하여야 한다.

## 제4장 국가 및 지방자치단체의 책임

**제13조(응급의료의 제공)** 국가 및 지방자치단체는 응급환자의 보호, 응급의료기관등의 지원 및 설치 · 운영, 응급의료종사자의 양성, 응급이송수단의 확보 등 응급의료를 제공하기 위한 시책을 마련하고 시행하여야 한다.

**제13조의2(응급의료기본계획 및 연차별 시행계획)** ① 보건복지부장관은 제13조에 따른 업무를 수행하기 위하여 제13조의5에 따른 중앙응급의료위원회의 심의를 거쳐 응급의료기본계획(이하 "기본계획"이라 한다)을 5년마다 수립하여야 한다.

② 기본계획은 「공공보건의료에 관한 법률」 제4조에 따른 공공보건의료 기본계획과 연계하여 수립하여야 하며, 다음 각 호의 사항을 포함하여야 한다.

1. 국민의 안전한 생활환경 조성을 위한 다음 각 목의 사항
   가. 국민에 대한 응급처치 및 응급의료 교육 · 홍보 계획
   나. 생활환경 속의 응급의료 인프라 확충 계획
   다. 응급의료의 평등한 수혜를 위한 계획
2. 응급의료의 효과적인 제공을 위한 다음 각 목의 사항
   가. 민간 이송자원의 육성 및 이송체계의 개선 계획
   나. 응급의료기관에 대한 평가 · 지원 및 육성 계획
   다. 응급의료 인력의 공급 및 육성 계획
   라. 응급의료정보통신체계의 구축 · 운영 계획
   마. 응급의료의 질적 수준 개선을 위한 계획

바. 재난 등으로 다수의 환자 발생 시 응급의료 대비·대응 계획

3. 기본계획의 효과적 달성을 위한 다음 각 목의 사항

가. 기본계획의 달성목표 및 그 추진방향

나. 응급의료제도 및 운영체계에 대한 평가 및 개선방향

다. 응급의료재정의 조달 및 운용

라. 기본계획 시행을 위한 중앙행정기관의 협조 사항

③ 보건복지부장관은 기본계획을 확정한 때에는 지체 없이 이를 관계 중앙행정기관의 장과 시·도지사에게 통보하여야 한다.

④ 보건복지부장관은 보건의료 시책상 필요한 경우 제13조의5에 따른 중앙응급의료위원회의 심의를 거쳐 기본계획을 변경할 수 있다.

⑤ 보건복지부장관은 대통령령으로 정하는 바에 따라 기본계획에 따른 연차별 시행계획을 수립하여야 한다.

**제13조의3(지역응급의료시행계획)** ① 시·도지사는 기본계획에 따라 매년 지역응급의료시행계획을 수립하여 시행하여야 한다.

② 지역응급의료시행계획은 제13조의2에 따른 기본계획의 지역 내 시행을 위하여 각 시·도의 상황에 맞게 수립하되, 다음 각 호의 사항을 포함하여야 한다.

1. 응급환자 발생 현황, 응급의료 제공 현황 등 지역응급의료 현황
2. 지역 내 응급의료 자원조사 등을 통한 지역응급의료 이송체계 마련
3. 응급의료의 효과적 제공을 위한 지역응급의료 주요 사업 추진계획 수립 및 실적 관리
4. 응급의료정책 추진을 위한 인력·조직 등의 기반 마련 및 지역 내 응급의료기관 간 협력체계 구축
5. 그 밖에 시·도지사가 기본계획의 시행 및 응급의료 발전을 위하여 필요하다고 인정하는 사항

③ 보건복지부장관은 대통령령으로 정하는 바에 따라 지역응급의료시행계획 및 그 시행결과를 평가할 수 있다.

④ 보건복지부장관은 지역응급의료시행계획 및 그 시행결과에 대하여 평가한 결과를 토대로 시·도지사에게 계획 및 사업의 변경 또는 시정을 요구할 수

있다.

⑤ 그 밖에 지역응급의료시행계획의 수립 · 시행 및 평가에 관하여는 대통령령으로 정한다.

**제13조의4(응급의료계획에 대한 협조)** ① 보건복지부장관 및 시 · 도지사는 기본계획 및 지역응급의료시행계획의 수립 · 시행을 위하여 필요한 경우에는 국가기관, 지방자치단체, 응급의료에 관련된 기관 · 단체 및 「공공기관의 운영에 관한 법률」 제4조에 따른 공공기관(이하 "공공기관"이라 한다)의 장에게 자료제공 등의 협조를 요청할 수 있다.

② 제1항에 따라 협조요청을 받은 국가기관, 지방자치단체, 관계 기관 · 단체, 공공기관의 장 등은 특별한 사유가 없는 한 이에 응하여야 한다.

③ 제1항에 따라 요청할 수 있는 자료의 범위와 그 관리 및 활용 등은 대통령령으로 정한다.

**제13조의5(중앙응급의료위원회)** ① 응급의료에 관한 주요 시책을 심의하기 위하여 보건복지부에 중앙응급의료위원회(이하 "중앙위원회"라 한다)를 둔다.

② 중앙위원회는 위원장 1명과 부위원장 1명을 포함한 15명 이내의 위원으로 구성한다.

③ 중앙위원회의 위원장은 보건복지부장관이 되고 부위원장은 위원 중 위원장이 지명하며 위원은 당연직 위원과 위촉 위원으로 한다.

④ 당연직 위원은 다음 각 호의 사람으로 한다.

1. 기획재정부차관
2. 교육부차관
3. 국토교통부차관
4. 소방청장
5. 제25조에 따른 중앙응급의료센터의 장

⑤ 위촉 위원은 다음 각 호의 사람으로서 위원장이 위촉한다.

1. 「비영리민간단체 지원법」 제2조에 따른 비영리민간단체를 대표하는 사람 3명
2. 응급의료에 관한 학식과 경험이 풍부한 사람 3명

3. 제2조제5호에 따른 응급의료기관을 대표하는 사람 1명
4. 보건의료 관련 업무를 담당하는 지방공무원으로서 특별시 · 광역시를 대표하는 사람 1명
5. 보건의료 관련 업무를 담당하는 지방공무원으로서 도(특별자치도를 포함한다)를 대표하는 사람 1명

⑥ 중앙위원회는 다음 각 호의 사항을 심의한다.

1. 제13조의2에 따른 응급의료기본계획 및 연차별 시행계획의 수립 및 변경
2. 「국가재정법」 제74조에 따라 응급의료기금의 기금운용심의회에서 심의하여야 할 사항
3. 응급의료에 관련한 정책 및 사업에 대한 조정
4. 응급의료에 관련한 정책 및 사업의 평가 결과
5. 지역응급의료시행계획 및 특별시 · 광역시 · 도 · 특별자치도(이하 "시 · 도"라 한다)의 응급의료에 관련한 사업의 평가 결과
6. 응급의료의 중기 · 장기 발전방향 및 제도 개선에 관한 사항
7. 그 밖에 응급의료에 관하여 보건복지부장관이 부의하는 사항

⑦ 중앙위원회는 매년 2회 이상 개최하여야 한다.

⑧ 그 밖에 중앙위원회의 회의 및 운영에 관한 사항은 대통령령으로 정한다.

**제13조의6(시 · 도응급의료위원회)** ① 응급의료에 관한 중요 사항을 심의하기 위하여 시 · 도에 시 · 도응급의료위원회(이하 "시 · 도위원회"라 한다)를 둔다.

② 시 · 도위원회는 해당 시 · 도의 응급의료에 관한 다음 각 호의 사항을 심의한다.

1. 제13조의3제1항에 따른 지역응급의료시행계획의 수립 및 변경
2. 지역응급의료 자원조사
3. 중증응급환자를 위한 지역 이송체계 마련 및 주요 이송곤란 사례 검토 등을 통한 이송체계 개선
4. 응급의료를 위한 지방 재정의 사용
5. 응급의료 시책 및 사업의 조정
6. 응급의료기관등에 대한 평가 결과의 활용

7. 지역응급의료서비스 품질 관리 실태 및 개선 필요 사항
8. 그 밖에 응급의료에 관하여 시 · 도지사가 부의하는 사항

③ 시 · 도지사는 제2항의 시 · 도위원회 심의사항과 관련된 정책 개발 및 실무 지원을 위하여 시 · 도 응급의료지원단을 설치 · 운영한다. 다만, 시 · 도지사는 필요한 경우 「공공보건의료에 관한 법률」 제22조에 따른 공공보건의료 지원단과 통합하여 운영할 수 있다.

④ 시 · 도위원회는 매년 2회 이상 개최하여야 한다.

⑤ 시 · 도위원회 및 시 · 도 응급의료지원단의 구성 · 기능 및 운영 등에 관하여 필요한 사항은 대통령령으로 정하는 기준에 따라 해당 시 · 도의 조례로 정한다.

**제14조(구조 및 응급처치에 관한 교육)** ① 보건복지부장관 또는 시 · 도지사는 응급의료종사자가 아닌 사람 중에서 다음 각 호의 어느 하나에 해당하는 사람에게 구조 및 응급처치에 관한 교육을 받도록 명할 수 있다. 이 경우 교육을 받도록 명받은 사람은 정당한 사유가 없으면 이에 따라야 한다.

1. 구급차등의 운전자

1의2. 제47조의2제1항 각 호의 어느 하나에 해당하는 시설 등에서 의료 · 구호 또는 안전에 관한 업무에 종사하는 사람

2. 「여객자동차 운수사업법」 제3조제1항에 따른 여객자동차운송사업용 자동차의 운전자
3. 「학교보건법」 제15조에 따른 보건교사
4. 도로교통안전업무에 종사하는 사람으로서 「도로교통법」 제5조에 규정된 경찰공무원등
5. 「산업안전보건법」 제32조제1항 각 호 외의 부분 본문에 따른 안전보건교육의 대상자
6. 「체육시설의 설치 · 이용에 관한 법률」 제5조 및 제10조에 따른 체육시설에서 의료 · 구호 또는 안전에 관한 업무에 종사하는 사람
7. 「유선 및 도선 사업법」 제22조에 따른 인명구조요원
8. 「관광진흥법」 제3조제1항제2호부터 제6호까지의 규정에 따른 관광사업에

종사하는 사람 중 의료·구호 또는 안전에 관한 업무에 종사하는 사람

9. 「항공안전법」 제2조제14호 및 제17호에 따른 항공종사자 또는 객실승무원 중 의료·구호 또는 안전에 관한 업무에 종사하는 사람

10. 「철도안전법」 제2조제10호가목부터 라목까지의 규정에 따른 철도종사자 중 의료·구호 또는 안전에 관한 업무에 종사하는 사람

11. 「선원법」 제2조제1호에 따른 선원 중 의료·구호 또는 안전에 관한 업무에 종사하는 사람

12. 「화재의 예방 및 안전관리에 관한 법률」 제24조에 따른 소방안전관리자 중 대통령령으로 정하는 사람

13. 「국민체육진흥법」 제2조제6호에 따른 체육지도자

14. 「유아교육법」 제22조제2항에 따른 교사

15. 「영유아보육법」 제21조제2항에 따른 보육교사

② 보건복지부장관 및 시·도지사는 대통령령으로 정하는 바에 따라 제4조제1항에 따른 응급처치 요령 등의 교육·홍보를 위한 계획을 매년 수립하고 실시하여야 한다. 이 경우 보건복지부장관은 교육·홍보 계획의 수립 시 소방청장과 협의하여야 한다.

③ 시·도지사는 제2항에 따라 응급처치 요령 등의 교육·홍보를 실시한 결과를 보건복지부장관에게 보고하여야 한다.

④ 제1항부터 제3항까지의 규정에 따른 구조 및 응급처치에 관한 교육의 내용 및 실시방법, 보고 등에 관하여 필요한 사항은 보건복지부령으로 정한다.

**제15조(응급의료정보통신망의 구축)** ① 국가 및 지방자치단체는 국민들에게 효과적인 응급의료를 제공하기 위하여 각종 자료의 수집과 정보 교류를 위한 응급의료정보통신망을 구축하여야 한다.

② 제1항에 따른 응급의료정보통신망의 통신체계 및 운용비용 등에 관하여 필요한 사항은 보건복지부령으로 정한다.

③ 보건복지부장관은 응급의료정보통신망 구축을 위하여 필요한 경우 관계 중앙행정기관의 장 또는 지방자치단체의 장 및 응급의료와 관련된 기관·단체 등에 대하여 정보통신망의 연계를 요구할 수 있다. 이 경우 정보통신망의 연계

를 요구받은 관계 중앙행정기관의 장 또는 지방자치단체의 장 및 응급의료와 관련된 기관·단체 등은 특별한 사유가 있는 경우 외에는 이에 응하여야 한다.

**제15조의2(비상대응매뉴얼)** ① 국가와 지방자치단체는 「재난 및 안전관리 기본법」 제3조제1호 및 제2호의 재난 및 해외재난으로부터 국민과 주민의 생명을 보호하기 위하여 응급의료에 관한 기본적인 사항과 응급의료 지원 등에 관한 비상대응매뉴얼을 마련하고 의료인에게 이에 대한 교육을 실시하여야 한다.

② 제1항에 따른 비상대응매뉴얼의 내용, 교육의 대상·방법, 교육 참가자에 대한 비용지원 등에 필요한 사항은 대통령령으로 정한다.

**제16조(재정 지원)** ① 국가 및 지방자치단체는 예산의 범위에서 응급의료기관등 및 응급의료시설에 대하여 필요한 재정 지원을 할 수 있다.

② 국가 및 지방자치단체는 제47조의2에 따른 자동심장충격기 등 심폐소생을 위한 응급장비를 갖추어야 하는 시설 등에 대하여 필요한 재정 지원을 할 수 있다.

**제17조(응급의료기관등에 대한 평가)** ① 보건복지부장관은 응급의료기관등의 시설·장비·인력, 업무의 내용·결과 등에 대하여 평가를 할 수 있다. 이 경우 평가 대상이 되는 응급의료기관등의 장은 특별한 사유가 없으면 평가에 응하여야 한다.

② 보건복지부장관은 제1항에 따른 응급의료기관등의 평가를 위하여 해당 응급의료기관등을 대상으로 필요한 자료의 제공을 요청할 수 있다. 이 경우 자료의 제공을 요청받은 응급의료기관등은 정당한 사유가 없으면 이에 따라야 한다.

③ 보건복지부장관은 응급의료기관등에 대한 평가 결과를 공표할 수 있다.

④ 보건복지부장관은 제1항에 따른 응급의료기관등에 대한 평가 결과에 따라 응급의료기관등에 대하여 행정적·재정적 지원을 할 수 있다.

⑤ 제1항 및 제3항에 따른 응급의료기관등의 평가방법, 평가주기, 평가결과 공표 등에 관하여 필요한 사항은 보건복지부령으로 정한다.

**제18조(환자가 여러 명 발생한 경우의 조치)** ① 보건복지부장관, 시·도지사 또는 시장·군수·구청장은 재해 등으로 환자가 여러 명 발생한 경우에는 응급의료종사자에게 응급의료 업무에 종사할 것을 명하거나, 의료기관의 장 또는 구급차등을 운용하는 자에게 의료시설을 제공하거나 응급환자 이송 등의 업무에 종사할 것을 명할 수 있으며, 중앙행정기관의 장 또는 관계 기관의 장에게 협조를 요청할 수 있다.

② 응급의료종사자, 의료기관의 장 및 구급차등을 운용하는 자는 정당한 사유가 없으면 제1항에 따른 명령을 거부할 수 없다.

③ 환자가 여러 명 발생하였을 때 인명구조 및 응급처치 등에 필요한 사항은 대통령령으로 정한다.

## 제5장 재정

**제19조(응급의료기금의 설치 및 관리·운용)** ① 보건복지부장관은 응급의료를 효율적으로 수행하기 위하여 응급의료기금(이하 "기금"이라 한다)을 설치한다.

② 보건복지부장관은 기금의 관리·운용을 대통령령으로 정하는 의료 관련 기관 또는 의료 관련 단체(이하 "기금관리기관의 장"이라 한다)에 위탁할 수 있다. 이 경우 보건복지부장관은 기금의 관리·운용에 관한 사무를 감독하며 이에 필요한 명령을 할 수 있다.

③ 그 밖에 기금의 설치 및 관리·운용에 필요한 사항은 대통령령으로 정한다.

**제20조(기금의 조성)** ① 기금은 다음 각 호의 재원으로 조성한다.

1. 「국민건강보험법」에 따른 요양기관의 업무정지를 갈음하여 보건복지부장관이 요양기관으로부터 과징금으로 징수하는 금액 중 「국민건강보험법」에 따라 지원하는 금액
2. 응급의료와 관련되는 기관 및 단체의 출연금 및 기부금
3. 정부의 출연금
4. 그 밖에 기금을 운용하여 생기는 수익금

② 정부는 제1항제3호의 정부출연금으로 다음 각 호의 해당 연도 예상수입액의 100분의 20에 해당하는 금액을 매 회계연도의 세출예산에 계상하여야 한다.

1. 「도로교통법」 제160조제2항 및 제3항에 따른 과태료(같은 법 제161조제1항제1호에 따라 시·도경찰청장이 부과·징수하는 것에 한한다)
2. 「도로교통법」 제162조제3항에 따른 범칙금

**제21조(기금의 사용)** 기금은 다음 각 호의 용도로 사용한다.
1. 응급환자의 진료비 중 제22조에 따른 미수금의 대지급(代支給)
2. 응급의료기관등의 육성·발전과 의료기관의 응급환자 진료를 위한 시설 등의 설치에 필요한 자금의 융자 또는 지원
3. 응급의료 제공체계의 원활한 운영을 위한 보조사업
4. 대통령령으로 정하는 재해 등이 발생하였을 때의 의료 지원
5. 구조 및 응급처치 요령 등 응급의료에 관한 교육·홍보 사업
6. 응급의료의 원활한 제공을 위한 자동심장충격기 등 응급장비의 구비 지원
7. 응급의료를 위한 조사·연구 사업
8. 기본계획 및 지역응급의료시행계획의 시행 지원
9. 응급의료종사자의 양성 등 지원

**제22조(미수금의 대지급)** ① 의료기관과 구급차등을 운용하는 자는 응급환자에게 응급의료를 제공하고 그 비용을 받지 못하였을 때에는 그 비용 중 응급환자 본인이 부담하여야 하는 금액(이하 "미수금"이라 한다)에 대하여는 기금관리기관의 장(기금의 관리·운용에 관한 업무가 위탁되지 아니한 경우에는 보건복지부장관을 말한다. 이하 이 조 및 제22조의2에서 같다)에게 대신 지급하여 줄 것을 청구할 수 있다.

② 기금관리기관의 장은 제1항에 따라 의료기관 등이 미수금에 대한 대지급을 청구하면 보건복지부령으로 정하는 기준에 따라 심사하여 그 미수금을 기금에서 대신 지급하여야 한다.

③ 국가나 지방자치단체는 제2항에 따른 대지급에 필요한 비용을 기금관리기관의 장에게 보조할 수 있다.

④ 기금관리기관의 장은 제2항에 따라 미수금을 대신 지급한 경우에는 응급환자 본인과 그 배우자, 응급환자의 1촌의 직계혈족 및 그 배우자 또는 다른 법

령에 따른 진료비 부담 의무자에게 그 대지급금(代支給金)을 구상(求償)할 수 있다.

⑤ 제4항에 따른 대지급금의 상환 청구를 받은 자가 해당 대지급금을 정하여진 기간 내에 상환하지 아니하면 기금관리기관의 장은 기한을 정하여 독촉할 수 있다.

⑥ 제5항에 따른 독촉을 받은 자가 그 기한 내에 대지급금을 상환하지 아니하면 기금관리기관의 장은 보건복지부장관의 승인을 받아 국세 체납처분의 예에 따라 이를 징수할 수 있다.

⑦ 기금관리기관의 장은 제4항에 따라 대지급금을 구상하였으나 상환받기가 불가능하거나 제22조의3에 따른 소멸시효가 완성된 대지급금을 결손으로 처리할 수 있다.

⑧ 미수금 대지급의 대상·범위·절차 및 방법, 구상의 절차 및 방법, 상환이 불가능한 대지급금의 범위 및 결손처분 절차 등에 관하여 필요한 사항은 대통령령으로 정한다.



**제22조의2(자료의 제공)** ①기금관리기관의 장은 국가·지방자치단체 및 의료기관 등 관계기관에 미수금 심사, 대지급금 구상 및 결손처분 등을 위하여 국세·지방세, 토지·주택·건축물·자동차·선박·항공기, 국민건강보험·국민연금·고용보험·산업재해보상보험·보훈급여·공무원연금·공무원재해보상급여·군인연금·사립학교교직원연금·별정우체국연금·기초연금, 주민등록·가족관계등록 등에 관한 자료의 제공을 요청할 수 있다.

② 제1항에 따른 요청을 받은 기관은 특별한 사유가 없으면 이에 따라야 한다.

③ 제1항에 따라 관계 기관이 기금관리기관의 장에게 제공하는 자료에 대하여는 사용료와 수수료 등을 면제한다.

**제22조의3(구상권의 시효)** ① 제22조제4항에 따른 대지급금에 대한 구상의 권리는 그 대지급금을 청구할 수 있는 날부터 3년 동안 행사하지 아니하면 소멸시효가 완성된다.

② 시효중단, 그 밖의 소멸시효에 관하여는 「민법」에 따른다.

**제23조(응급의료수가의 지급기준)** ① 응급의료수가(應急醫療酬價)의 지급기준은 보건복지부장관이 정한다.

② 보건복지부장관은 제1항에 따른 응급의료수가의 지급기준을 정할 때 제17조에 따른 응급의료기관에 대한 평가 결과를 반영하여 응급의료수가에 차등(差等)을 둘 수 있다.

**제24조(이송처치료)** ① 구급차등을 운용하는 자가 구급차등을 이용하여 응급환자 등을 이송하였을 때에는 보건복지부령으로 정하는 이송처치료를 그 응급환자로부터 받을 수 있다.

② 구급차등을 운용하는 자는 구급차등의 이용자로부터 제1항에 따른 이송처치료 외에 별도의 비용을 받아서는 아니 된다.

## 제6장 응급의료기관등

**제25조(중앙응급의료센터)** ① 보건복지부장관은 응급의료에 관한 다음 각 호의 업무를 수행하게 하기 위하여 중앙응급의료센터를 설치·운영할 수 있다.

1. 응급의료기관등에 대한 평가 및 질을 향상시키는 활동에 대한 지원
2. 응급의료종사자에 대한 교육훈련
3. 제26조에 따른 권역응급의료센터 간의 업무조정 및 지원
4. 응급의료 관련 연구
5. 국내외 재난 등의 발생 시 응급의료 관련 업무의 조정 및 그에 대한 지원
6. 응급의료 통신망 및 응급의료 전산망의 관리·운영과 그에 따른 업무
7. 응급처치 관련 교육 및 응급장비 관리에 관한 지원
8. 응급환자 이송체계 운영 및 관리에 관한 지원
9. 응급의료분야 의료취약지 관리 업무
10. 그 밖에 보건복지부장관이 정하는 응급의료 관련 업무

② 보건복지부장관은 제1항에 따른 중앙응급의료센터를 효율적으로 운영하기 위하여 필요하다고 인정하면 그 운영에 관한 업무를 대통령령으로 정하는 바에 따라 의료기관·관계전문기관·법인·단체에 위탁할 수 있다. 이 경우 예산의 범위에서 그 운영에 필요한 경비를 지원할 수 있다.

③ 제1항 및 제2항에 따른 중앙응급의료센터의 설치 · 운영 및 운영의 위탁 등에 관하여 필요한 사항은 보건복지부령으로 정한다.

**제26조(권역응급의료센터의 지정)** ① 보건복지부장관은 응급의료에 관한 다음 각 호의 업무를 수행하게 하기 위하여 「의료법」 제3조의4에 따른 상급종합병원 또는 같은 법 제3조의3에 따른 300병상을 초과하는 종합병원 중에서 권역응급의료센터를 지정할 수 있다.

1. 중증응급환자 중심의 진료
2. 재난 대비 및 대응 등을 위한 거점병원으로서 보건복지부령으로 정하는 업무
3. 권역(圈域) 내에 있는 응급의료종사자에 대한 교육 · 훈련
4. 권역 내 다른 의료기관에서 제11조에 따라 이송되는 중증응급환자에 대한 수용
5. 그 밖에 보건복지부장관이 정하는 권역 내 응급의료 관련 업무

② 권역응급의료센터의 지정 기준 · 방법 · 절차 및 업무와 중증응급환자의 기준 등은 권역 내 응급의료 수요와 공급 등을 고려하여 보건복지부령으로 정한다.

**제27조(응급의료지원센터의 설치 및 운영)** ① 보건복지부장관은 응급의료를 효율적으로 제공할 수 있도록 응급의료자원의 분포와 주민의 생활권을 고려하여 지역별로 응급의료지원센터를 설치 · 운영하여야 한다.

② 응급의료지원센터의 업무는 다음 각 호와 같다.

1. 삭제
2. 삭제
3. 응급의료에 관한 각종 정보의 관리 및 제공
4. 삭제
5. 지역 내 응급의료종사자에 대한 교육훈련
6. 지역 내 응급의료기관 간 업무조정 및 지원
7. 지역 내 응급의료의 질 향상 활동에 관한 지원
8. 지역 내 재난 등의 발생 시 응급의료 관련 업무의 조정 및 지원
9. 그 밖에 보건복지부령으로 정하는 응급의료 관련 업무

③ 보건복지부장관은 응급의료지원센터를 효율적으로 운영하기 위하여 필요하다고 인정하면 그 운영에 관한 업무를 대통령령으로 정하는 바에 따라 관계 전문기관·법인·단체에 위탁할 수 있다.

④ 국가 및 지방자치단체는 제3항에 따라 응급의료지원센터의 운영에 관한 업무를 위탁한 경우에는 그 운영에 드는 비용을 지원할 수 있다.

**제28조(응급의료지원센터에 대한 협조 등)** ① 응급의료지원센터의 장은 응급의료 관련 정보를 효과적으로 관리하기 위하여 응급의료정보관리체계를 구축하여야 하며, 이를 위하여 응급의료기관의 장과 구급차등을 운용하는 자에게 응급의료에 관한 정보제공을 요청할 수 있다.

② 응급의료지원센터의 장은 그 업무를 수행할 때 필요하다고 인정하면 의료기관 및 구급차등을 운용하는 자에게 응급의료에 대한 각종 정보를 제공하고, 구급차등의 출동 등 응급의료에 필요한 조치를 요청할 수 있다.

③ 제1항과 제2항에 따라 응급의료에 관한 정보 제공이나 필요한 조치를 요청받은 자는 특별한 사유가 없으면 이에 따라야 한다.

④ 응급의료지원센터에 대한 정보제공 등에 필요한 사항은 대통령령으로 정한다.

**제29조(전문응급의료센터의 지정)** ① 보건복지부장관은 소아환자, 화상환자 및 독극물중독환자 등에 대한 응급의료를 위하여 권역응급의료센터, 지역응급의료센터 중에서 분야별로 전문응급의료센터를 지정할 수 있다.

② 전문응급의료센터 지정의 기준·방법 및 절차 등에 관하여 필요한 사항은 보건복지부령으로 정한다.

**제30조(지역응급의료센터의 지정)** ① 시·도지사는 응급의료에 관한 다음 각 호의 업무를 수행하게 하기 위하여 「의료법」 제3조의3에 따른 종합병원(이하 "종합병원"이라 한다) 중에서 지역응급의료센터를 지정할 수 있다.

1. 응급환자의 진료
2. 제11조에 따라 응급환자에 대하여 적절한 응급의료를 할 수 없다고 판단한 경우 신속한 이송

② 지역응급의료센터의 지정 기준 · 방법 · 절차와 업무 등에 필요한 사항은 시 · 도의 응급의료 수요와 공급 등을 고려하여 보건복지부령으로 정한다.

**제30조의2(권역외상센터의 지정)** ① 보건복지부장관은 외상환자의 응급의료에 관한 다음 각 호의 업무를 수행하게 하기 위하여 권역응급의료센터, 전문응급의료센터 및 지역응급의료센터 중 권역외상센터를 지정할 수 있다.

1. 외상환자의 진료
2. 외상의료에 관한 연구 및 외상의료표준의 개발
3. 외상의료를 제공하는 의료인의 교육훈련
4. 대형 재해 등의 발생 시 응급의료 지원
5. 그 밖에 보건복지부장관이 정하는 외상의료 관련 업무

② 권역외상센터는 외상환자에 대한 효과적인 응급의료 제공을 위하여 다음 각 호의 요건을 갖추어야 한다. 이 경우 각 호에 따른 구체적인 요건은 보건복지부령으로 정한다.

1. 외상환자 전용 중환자 병상 및 일반 병상
2. 외상환자 전용 수술실 및 치료실
3. 외상환자 전담 전문의
4. 외상환자 전용 영상진단장비 및 치료장비
5. 그 밖에 외상환자 진료에 필요한 인력 · 시설 · 장비

③ 그 밖에 권역외상센터 지정의 기준 · 방법 및 절차 등에 관한 구체적인 사항은 보건복지부령으로 정한다.

**제30조의3(지역외상센터의 지정)** ① 시 · 도지사는 관할 지역의 주민에게 적정한 외상의료를 제공하기 위하여 응급의료기관 중 지역외상센터를 지정할 수 있다.
② 지역외상센터 지정의 기준 · 방법 및 절차 등에 관한 구체적인 사항은 보건복지부령으로 정한다.

**제30조의4(권역외상센터 및 지역외상센터에 대한 지원)** 국가 및 지방자치단체는 중증 외상으로 인한 사망률을 낮추고 효과적인 외상의료체계를 구축하기 위하

여 권역외상센터 및 지역외상센터에 대한 행정적 · 재정적 지원을 실시할 수 있다.

**제30조의5(정신질환자응급의료센터의 지정 등)** ① 보건복지부장관은 정신질환자(「정신건강증진 및 정신질환자 복지서비스 지원에 관한 법률」 제3조제1호에 따른 정신질환자를 말한다. 이하 같다)에 대한 응급의료를 위하여 응급의료기관 중 정신질환자응급의료센터를 지정할 수 있다.

② 정신질환자응급의료센터의 지정 기준 · 방법 및 절차 등에 관한 구체적인 사항은 보건복지부령으로 정한다.

**제31조(지역응급의료기관의 지정)** ① 시장 · 군수 · 구청장은 응급의료에 관한 다음 각 호의 업무를 수행하게 하기 위하여 종합병원 중에서 지역응급의료기관을 지정할 수 있다. 다만, 시 · 군의 경우에는 「의료법」 제3조제2항제3호가목의 병원 중에서 지정할 수 있다.

1. 응급환자의 진료
2. 제11조에 따라 응급환자에 대하여 적절한 응급의료를 할 수 없다고 판단한 경우 신속한 이송

② 지역응급의료기관의 지정 기준 · 방법 · 절차와 업무 등에 필요한 사항은 시 · 군 · 구의 응급의료 수요와 공급 등을 고려하여 보건복지부령으로 정한다.

**제31조의2(응급의료기관의 운영)** ① 응급의료기관은 응급환자를 24시간 진료할 수 있도록 응급의료기관의 지정기준에 따라 시설, 인력 및 장비 등을 유지하여 운영하여야 한다.

② 제1항에 따른 인력 및 장비에는 보안인력과 보안장비가 포함되어야 한다.

③ 제2항에 따른 보안인력 및 보안장비에 관한 세부적인 사항은 보건복지부령으로 정한다.

④ 제1항에도 불구하고 자연재해, 감염병 유행 등 「재난 및 안전관리 기본법」 제3조제1호에 따른 재난 및 이에 준하는 상황으로 인하여 응급의료기관의 지정기준에 따라 시설, 인력 및 장비 등을 유지하여 운영하기 어려운 경우에는

보건복지부장관이 정하는 절차에 따라 그 예외를 인정할 수 있다.

**제31조의3(응급의료기관의 재지정)** ① 보건복지부장관 및 시·도지사, 시장·군수·구청장은 3년마다 해당 지정권자가 지정한 모든 응급의료기관을 대상으로 다음 각 호의 사항을 반영하여 재지정하거나 지정을 취소할 수 있다. 다만, 제1호를 충족하지 못한 경우에는 지정을 취소하여야 한다.

1. 제31조의2에 따른 지정기준의 준수
2. 제17조에 따른 응급의료기관의 평가 결과
3. 그 밖에 보건복지부령으로 정하는 사항

② 응급의료기관의 재지정 절차 및 방법 등은 보건복지부령으로 정한다.

**제31조의4(환자의 중증도 분류 및 감염병 의심환자 등의 선별)** ① 응급의료기관의 장 및 구급차등의 운용자는 응급환자 등에 대한 신속하고 적절한 이송·진료와 응급실의 감염예방을 위하여 보건복지부령으로 정하는 바에 따라 응급환자 등의 중증도를 분류하고 감염병 의심환자 등을 선별하여야 한다.

② 응급의료기관의 장은 제1항에 따라 선별된 감염병 의심환자 등을 격리 진료할 수 있도록 시설 등을 확보하여야 한다.

③ 구급차등의 운용자는 환자의 이송 시 응급환자의 중증도와 전반적인 환자의 상태, 제13조의3제2항제2호에 따라 마련된 지역응급의료 이송체계 등을 종합적으로 고려하여 이송하여야 한다.

④ 제26조에 따라 지정된 권역응급의료센터의 장은 중증응급환자 중심의 진료를 위하여 제1항에 따른 응급환자 등의 중증도 분류 결과 경증에 해당하는 응급환자를 다른 응급의료기관에 이송할 수 있다. 이 경우 관련 절차는 제7조제2항을 준용한다.

⑤ 제1항의 분류·선별기준 및 제2항의 격리 시설 기준 등에 관한 사항은 보건복지부령으로 정한다.

**제31조의5(응급실 출입 제한)** ① 응급환자의 신속한 진료와 응급실 감염예방 등을 위하여 다음 각 호의 어느 하나에 해당하는 사람 외에는 응급실에 출입하여

서는 아니 된다.

1. 응급실 환자

2. 응급의료종사자(이에 준하는 사람을 포함한다)

3. 응급실 환자의 보호자로서 진료의 보조에 필요한 사람

② 응급의료기관의 장은 제1항에 따라 응급실 출입이 제한된 사람이 응급실에 출입할 수 없도록 관리하여야 하고, 응급실에 출입하는 사람의 성명 등을 기록 · 관리하여야 한다.

③ 제1항의 응급실 출입기준 및 제2항의 출입자의 명단 기록 · 관리에 필요한 사항은 보건복지부령으로 정한다.

④ 제1항에도 불구하고 보건복지부장관, 시 · 도지사 또는 시장 · 군수 · 구청장은 제17조에 따른 응급의료기관 평가, 제31조의3에 따른 재지정 심사 등을 위하여 응급의료기관에 대한 지도 · 감독이 필요하다고 인정하는 경우 소속 공무원 및 관계 전문가로 하여금 응급실을 출입하도록 할 수 있다.

⑤ 제4항에 따라 응급실을 출입하는 자는 그 권한을 표시하는 증표를 지니고 이를 관계인에게 보여주어야 한다.

**제32조(비상진료체계)** ① 응급의료기관은 공휴일과 야간에 당직응급의료종사자를 두고 응급환자를 언제든지 진료할 준비체계(이하 "비상진료체계"라 한다)를 갖추어야 한다.

② 응급의료기관의 장으로부터 비상진료체계의 유지를 위한 근무명령을 받은 응급의료종사자는 이를 성실히 이행하여야 한다.

③ 응급의료기관의 장은 제1항에 따른 당직응급의료종사자로서 제31조의2에 따른 인력기준을 유지하는 것과는 별도로 보건복지부령으로 정하는 바에 따라 당직전문의 또는 당직전문의를 갈음할 수 있는 당직의사(이하 "당직전문의등"이라 한다)를 두어야 한다.

④ 응급의료기관의 장은 제31조의2에 따라 응급실에 근무하는 의사가 요청하는 경우 다음 각 호의 어느 하나에 해당하는 자가 응급환자를 직접 진료하게 하여야 한다.

1. 당직전문의등

2. 해당 응급환자의 진료에 적합한 자로서 보건복지부령에 따라 당직전문의등과 동등한 자격을 갖춘 것으로 인정되는 자

⑤ 비상진료체계에 관하여 필요한 사항은 보건복지부령으로 정한다.

**제33조(예비병상의 확보)** ① 응급의료기관은 응급환자를 위한 예비병상을 확보하여야 하며 예비병상을 응급환자가 아닌 사람이 사용하게 하여서는 아니 된다.

② 예비병상의 확보 및 유지에 필요한 사항은 보건복지부령으로 정한다.

**제33조의2(응급실 체류 제한)** ① 응급의료기관의 장은 환자의 응급실 체류시간을 최소화하고 입원진료가 필요한 응급환자는 신속하게 입원되도록 조치하여야 한다.

② 권역응급의료센터 및 지역응급의료센터의 장은 24시간을 초과하여 응급실에 체류하는 환자의 비율을 보건복지부령으로 정하는 기준 미만으로 유지하여야 한다.

**제34조(당직의료기관의 지정)** 보건복지부장관, 시 · 도지사 또는 시장 · 군수 · 구청장은 공휴일 또는 야간이나 그 밖에 응급환자 진료에 지장을 줄 우려가 있다고 인정할 만한 이유가 있는 경우에는 응급환자에 대한 응급의료를 위하여 보건복지부령으로 정하는 바에 따라 의료기관의 종류별 · 진료과목별 및 진료기간별로 당직의료기관을 지정하고 이들로 하여금 응급의료를 하게 할 수 있다.

**제35조(응급의료기관의 지정 취소 등)** ① 응급의료기관 및 권역외상센터, 지역외상센터가 다음 각 호의 어느 하나에 해당하는 경우에는 보건복지부장관 시 · 도지사 또는 시장 · 군수 · 구청장 중 해당 지정권자가 그 지정을 취소할 수 있다.

1. 지정기준에 미달한 경우
2. 이 법에 따른 업무를 수행하지 아니한 경우
3. 이 법 또는 이 법에 따른 처분이나 명령을 위반한 경우

② 보건복지부장관, 시 · 도지사 또는 시장 · 군수 · 구청장은 응급의료기관 및 권역외상센터, 지역외상센터가 제1항 각 호의 어느 하나에 해당하는 경우에는

일정한 기간을 정하여 위반한 사항을 시정하도록 명하여야 한다.

③ 보건복지부장관, 시·도지사 또는 시장·군수·구청장은 제2항의 시정명령을 한 경우 명령의 성실한 이행을 위하여 명령이 이행될 때까지 제16조제1항, 제17조제4항 및 제30조의4에 따른 재정 지원의 전부 또는 일부를 중단할 수 있다.

④ 보건복지부장관은 응급의료기관 및 권역외상센터, 지역외상센터가 제2항에 따른 시정명령을 이행하지 아니한 경우 일정한 기간을 정하여 제23조에 따른 응급의료수가를 차감할 수 있다.

**제35조의2(응급의료기관 외의 의료기관)** ① 이 법에 따른 응급의료기관으로 지정받지 아니한 의료기관이 응급의료시설을 설치·운영하려면 보건복지부령으로 정하는 시설·인력 등을 갖추어 시장·군수·구청장에게 신고하여야 한다. 다만, 종합병원의 경우에는 신고를 생략할 수 있다.

② 시장·군수·구청장은 제1항에 따른 신고를 받은 경우 그 내용을 검토하여 이 법에 적합하면 신고를 수리하여야 한다.

## 제7장 응급구조사

**제36조(응급구조사의 자격)** ① 응급구조사는 업무의 범위에 따라 1급 응급구조사와 2급 응급구조사로 구분한다.

② 1급 응급구조사가 되려는 사람은 다음 각 호의 어느 하나에 해당하는 사람으로서 보건복지부장관이 실시하는 시험에 합격한 후 보건복지부장관의 자격인정을 받아야 한다.

1. 대학 또는 전문대학에서 응급구조학을 전공하고 졸업한 사람
2. 보건복지부장관이 정하여 고시하는 기준에 해당하는 외국의 응급구조사 자격인정을 받은 사람
3. 2급 응급구조사로서 응급구조사의 업무에 3년 이상 종사한 사람

③ 2급 응급구조사가 되려는 사람은 다음 각 호의 어느 하나에 해당하는 사람으로서 보건복지부장관이 실시하는 시험에 합격한 후 보건복지부장관의 자격인정을 받아야 한다.

1. 보건복지부장관이 지정하는 응급구조사 양성기관에서 대통령령으로 정하는 양성과정을 마친 사람
2. 보건복지부장관이 정하여 고시하는 기준에 해당하는 외국의 응급구조사 자격인정을 받은 사람

④ 보건복지부장관은 제2항과 제3항에 따른 응급구조사시험의 실시에 관한 업무를 대통령령으로 정하는 바에 따라 「한국보건의료인국가시험원법」에 따른 한국보건의료인국가시험원에 위탁할 수 있다.

⑤ 1급 응급구조사 및 2급 응급구조사의 시험과목, 시험방법 및 자격인정에 관하여 필요한 사항은 보건복지부령으로 정한다.



**제36조의2(응급구조사 자격증의 교부 등)** ① 보건복지부장관은 제36조제2항 또는 제3항에 따른 응급구조사시험에 합격한 사람에게 응급구조사 자격증을 교부하여야 한다. 다만, 자격증 교부 신청일 기준으로 제37조에 따른 결격사유에 해당하는 사람에게는 자격증을 교부해서는 아니 된다.

② 제1항에 따라 응급구조사 자격증을 교부받은 사람은 응급구조사 자격증의 분실 또는 훼손으로 사용할 수 없게 된 경우에는 보건복지부장관에게 재교부 신청을 할 수 있다.

③ 응급구조사는 다른 사람에게 자기의 성명을 사용하여 제41조에 따른 응급구조사의 업무를 수행하게 하여서는 아니 된다.

④ 제1항 및 제2항에 따른 응급구조사 자격증의 교부 · 재교부 및 관리에 필요한 사항은 보건복지부령으로 정한다.

⑤ 제1항에 따라 자격증을 교부받은 사람은 다른 사람에게 그 자격증을 빌려주어서는 아니 되고, 누구든지 그 자격증을 빌려서는 아니 된다.

⑥ 누구든지 제5항에 따라 금지된 행위를 알선하여서는 아니 된다.

**제36조의3(응급구조사 실태 등의 신고)** ① 응급구조사는 대통령령으로 정하는 바에 따라 최초로 자격을 받은 후부터 3년마다 그 실태와 취업상황을 보건복지부장관에게 신고하여야 한다.

② 보건복지부장관은 제43조의 보수교육을 받지 아니한 응급구조사에 대하여

제1항에 따른 신고를 반려할 수 있다.

③ 보건복지부장관은 제1항에 따른 신고 수리 업무를 대통령령으로 정하는 바에 따라 관련 기관 등에 위탁할 수 있다.

**제37조(결격사유)** 다음 각 호의 어느 하나에 해당하는 사람은 응급구조사가 될 수 없다.

1. 「정신건강증진 및 정신질환자 복지서비스 지원에 관한 법률」 제3조제1호에 따른 정신질환자. 다만, 전문의가 응급구조사로서 적합하다고 인정하는 사람은 그러하지 아니하다.
2. 마약 · 대마 또는 향정신성의약품 중독자
3. 피성년후견인 · 피한정후견인
4. 다음 각 목의 어느 하나에 해당하는 법률을 위반하여 금고 이상의 실형을 선고받고 그 집행이 끝나지 아니하거나 면제되지 아니한 사람

   가. 이 법

   나. 「형법」 제233조, 제234조, 제268조(의료과실만 해당한다), 제269조, 제270조제1항부터 제3항까지, 제317조제1항

   다. 「보건범죄 단속에 관한 특별조치법」, 「지역보건법」, 「국민건강증진법」, 「후천성면역결핍증 예방법」, 「의료법」, 「의료기사 등에 관한 법률」, 「시체 해부 및 보존 등에 관한 법률」, 「혈액관리법」, 「마약류 관리에 관한 법률」, 「모자보건법」, 「국민건강보험법」

**제38조(부정행위에 대한 제재)** ① 부정한 방법으로 응급구조사시험에 응시한 사람 또는 응급구조사시험에서 부정행위를 한 사람에 대하여는 그 수험을 정지시키거나 합격을 무효로 한다.

② 보건복지부장관은 제1항에 따라 수험이 정지되거나 합격이 무효로 된 사람에 대하여 처분의 사유와 위반 정도 등을 고려하여 대통령령으로 정하는 바에 따라 그 다음에 치러지는 응급구조사시험 응시를 3회의 범위에서 제한할 수 있다.

**제39조(응급구조사의 준수 사항)** 응급구조사는 응급환자의 안전을 위하여 그 업무를 수행할 때 응급처치에 필요한 의료장비, 무선통신장비 및 구급의약품의 관리·운용과 응급구조사의 복장·표시 등 응급환자 이송·처치에 필요한 사항에 대하여 보건복지부령으로 정하는 사항을 지켜야 한다.

**제40조(비밀 준수 의무)** 응급구조사는 직무상 알게 된 비밀을 누설하거나 공개하여서는 아니 된다.

**제41조(응급구조사의 업무)** ① 응급구조사는 응급환자가 발생한 현장에서 응급환자에 대하여 상담·구조 및 이송 업무를 수행하며, 「의료법」 제27조의 무면허 의료행위 금지 규정에도 불구하고 보건복지부령으로 정하는 범위에서 현장에 있거나 이송 중이거나 의료기관 안에 있을 때에는 응급처치의 업무에 종사할 수 있다.

② 보건복지부장관은 5년마다 제1항에 따른 응급구조사 업무범위의 적절성에 대한 조사를 실시하고, 중앙위원회의 심의를 거쳐 응급구조사 업무범위 조정을 위하여 필요한 조치를 할 수 있다.

**제41조의2(응급구조사 업무지침의 개발 및 보급)** ① 보건복지부장관은 응급구조사 업무의 체계적·전문적 관리를 위하여 보건복지부령으로 정하는 절차·내용·방법에 따라 응급구조사 업무지침을 작성하여 보급하여야 한다.

② 보건복지부장관은 제41조제2항에 따라 응급구조사의 업무범위를 조정한 경우에는 제1항에 따른 업무지침에 이를 반영하여야 한다.

③ 응급구조사는 제41조에 따른 업무를 수행할 때 제1항에 따른 업무지침을 활용하여야 한다.

**제42조(업무의 제한)** 응급구조사는 의사로부터 구체적인 지시를 받지 아니하고는 제41조에 따른 응급처치를 하여서는 아니 된다. 다만, 보건복지부령으로 정하는 응급처치를 하는 경우와 급박한 상황에서 통신의 불능(不能) 등으로 의사의 지시를 받을 수 없는 경우에는 그러하지 아니하다.

**제43조(응급구조사의 보수교육 등)** ① 보건복지부장관은 응급구조사의 자질향상을 위하여 필요한 보수교육을 매년 실시하여야 한다.

② 보건복지부장관은 제1항에 따른 보수교육에 관한 업무를 보건복지부령으로 정하는 관계 기관 또는 단체에 위탁할 수 있다.

③ 보건복지부장관은 제2항에 따라 보수교육에 관한 업무를 위탁하는 경우 보수교육의 실효성을 확보하기 위한 평가 및 점검을 매년 1회 이상 정기적으로 실시하여야 한다.

④ 제1항에 따른 보수교육의 내용 · 대상과 제3항에 따른 평가 및 점검에 필요한 사항은 보건복지부령으로 정한다.

**제43조의2(응급구조학을 전공하는 학생의 응급처치 허용)** 대학 또는 전문대학에서 응급구조학을 전공하는 학생은 보건복지부령으로 정하는 경우에 한하여 의사로부터 구체적인 지시를 받아 응급처치를 할 수 있다. 이 경우 제39조부터 제41조까지 및 제41조의2에 따른 응급구조사에 관한 규정을 준용한다.

## 제8장 응급환자 이송 등

**제44조(구급차등의 운용자)** ① 다음 각 호의 어느 하나에 해당하는 자 외에는 구급차등을 운용할 수 없다.

1. 국가 또는 지방자치단체
2. 「의료법」 제3조에 따른 의료기관
3. 다른 법령에 따라 구급차등을 둘 수 있는 자
4. 이 법에 따라 응급환자이송업(이하 "이송업"이라 한다)의 허가를 받은 자
5. 응급환자의 이송을 목적사업으로 하여 보건복지부장관의 설립허가를 받은 비영리법인

② 의료기관은 구급차등의 운용을 제1항제4호에 따른 이송업의 허가를 받은 자(이하 "이송업자"라 한다) 또는 제1항제5호에 따른 비영리법인에 위탁할 수 있다.

③ 제2항에 따라 구급차등의 운용을 위탁한 의료기관과 그 위탁을 받은 자는 보건복지부령으로 정하는 구급차등의 위탁에 대한 기준 및 절차를 지켜야 한다.

**제44조의2(구급차등의 운용신고 등)** ① 제44조제1항제1호의 국가 또는 지방자치단체가 구급차등을 운용하고자 할 때에는 해당 구급차등을 관계 법령에 따라 등록한 후 지체 없이 보건복지부령으로 정하는 바에 따라 시장 · 군수 · 구청장에게 통보하여야 한다. 그 통보 후 보건복지부령으로 정하는 중요 사항을 변경할 때에도 같다.

② 제44조제1항제2호부터 제5호까지에 해당하는 자가 구급차등을 운용하고자 할 때에는 해당 구급차등을 관계 법령에 따라 등록한 후 지체 없이 보건복지부령으로 정하는 바에 따라 시장 · 군수 · 구청장에게 신고하여야 한다. 그 신고 후 보건복지부령으로 정하는 중요 사항을 변경할 때에도 같다.

③ 시장 · 군수 · 구청장은 제2항에 따른 신고를 받은 경우 그 내용을 검토하여 이 법에 적합하면 신고를 수리하여야 한다.

**제44조의3(구급차등의 말소신고 등)** ① 제44조제1항제1호의 구급차등 운용자는 구급차등이 다음 각 호의 어느 하나에 해당하는 경우에는 보건복지부령으로 정하는 바에 따라 시장 · 군수 · 구청장에게 구급차등의 말소 통보를 하여야 한다.

1. 「자동차관리법」 제13조, 「항공안전법」 제15조 등 관계 법령에 따라 구급차등의 등록이 말소된 경우
2. 제46조의2에 따른 운행연한 또는 운행거리가 초과된 경우

② 제44조제1항제2호부터 제5호까지의 구급차등 운용자는 구급차등이 제1항 각 호의 어느 하나에 해당하는 경우에는 보건복지부령으로 정하는 바에 따라 시장 · 군수 · 구청장에게 구급차등의 말소 신고를 하여야 한다.

③ 시장 · 군수 · 구청장은 제1항 및 제2항에 따라 말소 통보 또는 신고를 하여야 하는 자가 말소 통보 또는 신고를 하지 아니할 경우 직권으로 말소할 수 있다.

**제44조의4(구급차등의 운용자의 명의이용 금지)** 제44조제1항제2호부터 제5호까지의 구급차등 운용자는 자기 명의로 다른 사람에게 구급차등을 운용하게 할 수 없다.

**제45조(다른 용도에의 사용 금지)** ① 구급차등은 다음 각 호의 용도 외에는 사용할 수 없다.

1. 응급환자 이송
2. 응급의료를 위한 혈액, 진단용 검사대상물 및 진료용 장비 등의 운반
3. 응급의료를 위한 응급의료종사자의 운송
4. 사고 등으로 현장에서 사망하거나 진료를 받다가 사망한 사람을 의료기관 등에 이송
5. 그 밖에 보건복지부령으로 정하는 용도

② 시·도지사 또는 시장·군수·구청장은 제1항 또는 제44조의2제2항을 위반한 구급차등의 운용자에 대하여는 그 운용의 정지를 명하거나 구급차등의 등록기관의 장에게 해당 구급차등의 말소등록을 요청할 수 있다. 이 경우 말소등록을 요청받은 등록기관의 장은 해당 구급차등에 대한 등록을 말소하여야 한다.

③ 시·도지사 또는 시장·군수·구청장은 관할 구역에서 운용되는 구급차의 제1항에 따른 용도 외의 사용 여부를 확인하기 위하여 필요한 경우 시·도경찰청장 또는 경찰서장에게 구급차의 교통법규 위반사항 확인을 요청할 수 있다. 이 경우 요청을 받은 시·도경찰청장 또는 경찰서장은 정당한 사유가 없으면 이에 따라야 한다.

**제46조(구급차등의 기준)** ① 구급차등은 환자이송 및 응급의료를 하는 데에 적합하게 설계·제작되어야 한다.

② 구급차의 형태, 표시, 내부장치 등에 관한 기준은 보건복지부와 국토교통부의 공동부령으로 정한다.

**제46조의2(구급차 운행연한)** ① 구급차는 보건복지부와 국토교통부의 공동부령으로 정하는 운행연한 및 운행거리를 초과하여 운행하지 못한다. 다만, 시장·군수·구청장은 관할 구역 내 구급차의 운행여건 등을 고려하여 보건복지부와 국토교통부의 공동부령으로 정하는 안전성 요건이 충족되는 경우에는 2년의 범위에서 운행연한을 연장할 수 있다.

② 시장 · 군수 · 구청장은 구급차의 제작 · 조립이 중단되거나 출고가 지연되는 등 부득이한 사유로 구급차의 수급이 현저히 곤란하다고 인정되는 때에는 보건복지부와 국토교통부의 공동부령으로 정하는 안전성 요건이 충족되는 경우 6개월의 범위에서 제1항에 따른 운행연한을 초과하여 운행하게 할 수 있다.

**제46조의3(응급의료 전용헬기)** ① 보건복지부장관 또는 시 · 도지사는 응급의료 취약지역 응급환자의 신속한 이송 및 응급처치 등을 위하여 응급환자 항공이송을 전담하는 헬리콥터(이하 "응급의료 전용헬기"라 한다)를 운용할 수 있다.

② 보건복지부장관 또는 시 · 도지사는 응급의료 전용헬기의 환자인계점에 누구든지 쉽게 인식할 수 있도록 해당 인계점이 응급환자 이송을 위하여 사용된다는 사실과 환자인계점에서 제한되는 행위 등을 알리는 안내표지를 설치할 수 있다.

③ 응급의료 전용헬기의 장비 · 의약품 · 환자인계점 관리 등에 필요한 사항은 보건복지부령으로 정한다.

**제47조(구급차등의 장비)** ① 구급차등에는 응급환자에게 응급처치를 할 수 있도록 의료장비 및 구급의약품 등을 갖추어야 하며, 구급차등이 속한 기관 · 의료기관 및 응급의료지원센터와 통화할 수 있는 통신장비를 갖추어야 한다. 이 경우 구급의약품의 적정상태를 유지하기 위하여 필요한 조치를 시행하여야 한다.

② 구급차에는 응급환자의 이송 상황과 이송 중 응급처치의 내용을 파악하기 위하여 보건복지부령으로 정하는 기준에 적합한 다음 각 호의 장비를 장착하여야 한다. 이 경우 보건복지부령으로 정하는 바에 따라 장비 장착에 따른 정보를 수집 · 보관하여야 하며, 보건복지부장관이 해당 정보의 제출을 요구하는 때에는 이에 따라야 한다.

1. 구급차 운행기록장치 및 영상기록장치(차량 속도, 위치정보 등 구급차의 운행과 관련된 정보를 저장하고 충돌 등 사고발생 시 사고 상황을 영상 등으로 저장하는 기능을 갖춘 장치를 말한다)
2. 구급차 요금미터장치(거리를 측정하여 이를 금액으로 표시하는 장치를 말하며, 보건복지부령으로 정하는 구급차에 한정한다)

3. 「개인정보 보호법」 제2조제7호에 따른 고정형 영상정보처리기기

③ 제1항에 따라 갖추어야 하는 의료장비 · 구급의약품 및 통신장비 등의 관리와 필요한 조치, 구급차등의 관리 및 제2항에 따른 장비의 장착 · 관리 등에 필요한 사항은 보건복지부령으로 정한다.

④ 제2항제3호에 따른 장비는 보건복지부령으로 정하는 구급차 이용자 등의 동의 절차를 거쳐 개인영상정보를 수집하도록 하고, 이 법에서 정한 것 외에 고정형 영상정보처리기기의 설치 등에 관한 사항은 「개인정보 보호법」에 따른다.

**제47조의2(심폐소생을 위한 응급장비의 구비 등의 의무)** ① 다음 각 호의 어느 하나에 해당하는 시설 등의 소유자 · 점유자 또는 관리자는 자동심장충격기 등 심폐소생술을 할 수 있는 응급장비를 갖추어야 한다.

1. 「공공보건의료에 관한 법률」 제2조제3호에 따른 공공보건의료기관
2. 「119구조 · 구급에 관한 법률」제10조에 따른 구급대와 「의료법」 제3조에 따른 의료기관에서 운용 중인 구급차
3. 「항공안전법」 제2조제1호에 따른 항공기 중 항공운송사업에 사용되는 여객 항공기 및 「공항시설법」 제2조제3호에 따른 공항
4. 「철도산업발전 기본법」 제3조제4호에 따른 철도차량 중 객차
5. 「선박법」 제1조의2제1항제1호 및 제2호에 따른 선박 중 총톤수 20톤 이상인 선박
6. 대통령령으로 정하는 규모 이상의 「건축법」 제2조제2항제2호에 따른 공동주택

6의2. 「산업안전보건법」 제18조에 따라 보건관리자를 두어야 하는 사업장 중 상시근로자가 300명 이상인 사업장

6의3. 「관광진흥법」 제52조에 따라 지정된 관광지 및 관광단지 중 실제 운영 중인 관광지 및 관광단지에 소재하는 대통령령으로 정하는 시설

7. 그 밖에 대통령령으로 정하는 다중이용시설

② 제1항에 따라 자동심장충격기 등 심폐소생술을 할 수 있는 응급장비를 갖춘 경우 해당 시설 등의 소유자 · 점유자 또는 관리자는 그 사실을 보건복지부령으로 정하는 바에 따라 시장 · 군수 · 구청장에게 신고하여야 한다. 신고한

응급장비의 양도·폐기·이전 등 보건복지부령으로 정하는 중요 사항을 변경하려는 경우에도 또한 같다.

③ 제1항에 따라 응급장비를 설치한 자는 해당 응급장비를 매월 1회 이상 점검하고 그 결과를 관할 시장·군수·구청장에게 통보하여야 한다. 〈

④ 제1항에 따라 자동심장충격기 등 심폐소생술을 할 수 있는 응급장비를 설치한 자는 해당 시설 등의 출입구 또는 여러 사람이 보기 쉬운 곳에 사용에 관한 안내표지판을 부착하여야 한다.

⑤ 제1항에 따라 갖추어야 하는 응급장비의 관리 등에 필요한 사항은 보건복지부령으로 정한다.

**제47조의3(여객항공기 등에서의 응급장비 및 응급처치 의약품의 구비)** ① 제47조의2제1항제3호부터 제5호까지의 시설 등을 관장하는 중앙행정기관의 장은 해당 시설 등의 소유자·점유자 또는 관리자가 응급장비 및 응급처치 의약품을 구비하도록 노력하여야 한다.

② 보건복지부장관은 제1항의 응급장비 및 응급처치 의약품 구비에 대한 기준을 마련하여 제시할 수 있으며, 해당 중앙행정기관의 장에게 이를 권고할 수 있다. 다만, 국제협약 등을 준수하기 위하여 다른 법령에서 특별히 정하는 사항이 있는 경우에는 그 법령에서 정하는 바에 따른다.

**제48조(응급구조사 등의 탑승의무)** 구급차등의 운용자는 구급차등이 출동할 때에는 보건복지부령으로 정하는 바에 따라 응급구조사를 탑승시켜야 한다. 다만, 의사나 간호사가 탑승한 경우는 제외한다.

**제48조의2(수용능력 확인 등)** ① 응급환자 등을 이송하는 자(구급차등의 운전자와 제48조에 따라 구급차등에 동승하는 응급구조사, 의사 또는 간호사를 말한다)는 특별한 사유가 없는 한 보건복지부령으로 정하는 방법에 따라 이송하고자 하는 응급의료기관의 응급환자 수용 능력을 확인하고 응급환자의 상태와 이송 중 응급처치의 내용 등을 미리 통보하여야 한다.

② 응급의료기관의 장은 제1항에 따른 응급환자 수용능력 확인을 요청받은 경

우 정당한 사유 없이 응급의료를 거부 또는 기피할 수 없으며 응급환자를 수용할 수 없는 경우에는 제2조제7호의 응급의료기관등에 지체 없이 관련 내용을 통보하여야 한다.

③ 제1항 및 제2항과 관련된 구체적인 기준, 방법, 절차 등 필요한 사항은 보건복지부령으로 정한다.

**제49조(출동 및 처치 기록 등)** ① 응급구조사가 출동한 때에는 보건복지부령으로 정하는 바에 따라 지체 없이 출동 사항, 제31조의4에 따른 응급환자의 중증도 분류 결과, 처치 내용 등을 기록하고 이를 소속 구급차등의 운용자와 해당 응급환자의 진료의사에게 제출하여야 한다. 다만, 응급구조사를 갈음하여 의사나 간호사가 탑승한 경우에는 탑승한 의사(간호사만 탑승한 경우에는 탑승 간호사)가 출동 및 처치 기록과 관련한 응급구조사의 임무를 수행하여야 한다.

② 구급차등의 운용자는 구급차등의 운행과 관련하여 보건복지부령으로 정하는 바에 따라 운행기록대장을 작성하여야 한다.

③ 제1항에 따른 기록을 제출받은 구급차등의 운용자는 그 기록을 보건복지부령으로 정하는 바에 따라 그 소재지를 관할하는 응급의료지원센터에 제출하여야 한다.

④ 구급차등의 운용자는 제1항에 따라 제출받은 기록 및 제2항에 따라 작성한 운행기록대장을, 응급환자의 진료의사가 소속된 의료기관의 장은 제1항에 따라 제출받은 기록을 각각 보건복지부령으로 정하는 기간 동안 보존하여야 한다.

⑤ 출동 및 처치 기록의 내용 및 방법 등에 관하여 필요한 사항은 보건복지부령으로 정한다.

**제50조(지도 · 감독)** ① 시 · 도지사 또는 시장 · 군수 · 구청장은 관할 구역에서 운용되는 구급차등에 대하여 매년 한 번 이상 구급차등의 운용상황과 실태를 점검하여 그 결과에 따라 시정명령 · 정지명령 등 필요한 조치를 할 수 있다.

② 시 · 도지사 또는 시장 · 군수 · 구청장은 관할 구역 내에 있는 제47조의2제1항 각 호의 시설 등에 대하여 매년 한 번 이상 자동심장충격기 등 심폐소생술을 할 수 있는 응급장비의 구비현황과 관리실태를 점검하여야 하며, 그 결과

에 따라 시정명령 등 필요한 조치를 할 수 있다.

**제51조(이송업의 허가 등)** ① 이송업을 하려는 자는 보건복지부와 국토교통부의 공동부령으로 정하는 시설 등을 갖추어 관할 시·도지사의 허가를 받아야 한다. 이 경우 둘 이상의 시·도에서 영업을 하려는 경우에는 해당 시·도별로 시·도지사의 허가를 받아야 한다.

② 시·도지사는 제1항에 따라 허가를 하는 경우에는 시설의 규모 등을 고려하여 영업지역을 제한하여 허가할 수 있다.

③ 이송업자가 대통령령으로 정하는 중요한 사항을 변경하려는 경우에는 관할 시·도지사의 변경허가를 받아야 한다.

④ 시·도지사는 제3항에 따른 변경허가의 신청을 받은 날부터 15일 이내에 변경허가 여부를 신청인에게 통지하여야 한다.

⑤ 시·도지사는 제4항에서 정한 기간 내에 변경허가 여부 또는 민원 처리 관련 법령에 따른 처리기간의 연장 여부를 신청인에게 통지하지 아니하면 그 기간(민원 처리 관련 법령에 따라 처리기간이 연장 또는 재연장된 경우에는 해당 처리기간을 말한다)이 끝난 날의 다음 날에 변경허가를 한 것으로 본다.

⑥ 이송업자가 제3항의 사항 외에 대통령령으로 정하는 사항을 변경하려는 경우에는 관할 시·도지사에게 신고하여야 한다. 이 경우 관할 시·도지사는 그 내용을 검토하여 이 법에 적합하면 신고를 수리하여야 한다.

⑦ 이송업자는 제1항에 따른 시설 등의 기준을 지켜야 한다.

**제52조(지도의사)** ① 구급차등의 운용자(제44조제1항제2호에 따른 의료기관을 제외한다. 이하 이 조에서 같다)는 응급환자를 이송하기 위하여 구급차등을 사용하는 경우 상담·구조·이송 및 응급처치를 지도받기 위하여 지도의사(指導醫師)를 두거나 응급의료지원센터 또는 응급의료기관의 의사를 지도의사로 위촉하여야 한다.

② 구급차등의 운용자에 따른 지도의사의 수(數)와 업무 및 선임(選任) 등에 관하여 필요한 사항은 보건복지부령으로 정한다.

**제53조(휴업 등의 신고)** 이송업자는 이송업의 전부 또는 일부를 휴업 · 폐업 또는 재개업하려는 경우에는 보건복지부령으로 정하는 바에 따라 관할 시 · 도지사에게 신고하여야 한다.

**제54조(영업의 승계)** ① 다음 각 호의 어느 하나에 해당하는 자는 이송업자의 지위를 승계한다.

1. 이송업자가 사망한 경우 그 상속인
2. 이송업자가 그 사업을 양도한 경우 그 양수인
3. 법인인 이송업자가 합병한 경우 합병 후 존속하는 법인이나 합병으로 설립되는 법인

② 다음 각 호의 어느 하나에 해당하는 절차에 따라 영업시설의 전부를 인수한 자는 그 이송업자의 지위를 승계한다.

1. 「민사집행법」에 따른 강제경매
2. 「채무자 회생 및 파산에 관한 법률」에 따른 환가(換價)
3. 「국세징수법」, 「관세법」 또는 「지방세징수법」에 따른 압류재산의 매각
4. 그 밖에 제1호부터 제3호까지의 규정에 준하는 절차

③ 제1항이나 제2항에 따라 이송업자의 지위를 승계한 자는 60일 이내에 보건복지부령으로 정하는 바에 따라 관할 시 · 도지사에게 신고하여야 한다.

**제54조의2(유인 · 알선 등 금지)** 제44조제1항에 따른 구급차등의 운용자는 영리를 목적으로 응급환자를 특정 의료기관 또는 의료인에게 이송 또는 소개 · 알선하거나 그 밖에 유인하거나 사주하는 행위를 하여서는 아니 된다.

**제54조의3(대규모 행사에서의 응급의료 인력 등 확보 의무)** 대통령령으로 정하는 대규모 행사를 개최하려는 자는 응급환자의 발생 시 신속하고 적절한 응급의료를 제공하기 위하여 보건복지부령으로 정하는 바에 따라 응급의료 인력 및 응급이송수단 등을 확보하여야 한다.

## 제9장 보칙

**제55조(응급의료종사자의 면허·자격 정지 등)** ① 보건복지부장관은 응급의료종사자가 다음 각 호의 어느 하나에 해당하는 경우에는 그 면허 또는 자격을 취소하거나 6개월 이내의 기간을 정하여 그 면허 또는 자격을 정지시킬 수 있다.

1. 제6조제2항, 제8조, 제18조제2항, 제39조, 제40조 또는 제49조제1항을 위반한 경우
2. 제24조제1항에 따른 이송처치료를 과다하게 징수하거나 같은 조 제2항을 위반하여 이송처치료 외에 별도의 비용을 징수한 때
3. 제32조제2항을 위반하여 응급환자에게 중대한 불이익을 끼친 경우

3의2. 제36조의2제3항 또는 제5항을 위반하여 다른 사람에게 자기의 성명을 사용하여 제41조에 따른 응급구조사의 업무를 수행하게 하거나 응급구조사 자격증을 다른 사람에게 빌려준 경우

4. 제37조의 결격사유에 해당하게 된 경우
5. 제42조를 위반하여 의사로부터 구체적인 지시를 받지 아니하고 응급처치를 한 경우
6. 제43조제1항에 따른 보수교육을 받지 아니한 경우
7. 그 밖에 이 법 또는 이 법에 따른 명령을 위반한 경우

② 보건복지부장관은 응급구조사가 제36조의3에 따른 신고를 하지 아니한 때에는 신고할 때까지 그 자격을 정지시킬 수 있다.

③ 보건복지부장관, 시·도지사 또는 시장·군수·구청장은 의료기관이나 이송업자 또는 구급차등을 운용하는 자가 다음 각 호의 어느 하나에 해당하는 경우에는 의료기관 등의 개설 또는 영업에 관한 허가를 취소(신고대상인 경우에는 폐쇄를 말한다. 이하 제4항에서 같다)하거나 6개월 이내의 기간을 정하여 그 업무의 정지를 명할 수 있다.

1. 제18조제2항, 제28조제3항, 제32조제1항, 제33조제1항, 제35조의2제1항, 제44조제3항, 제44조의2제2항, 제44조의4, 제45조제1항, 제46조의2, 제47조제1항·제2항, 제48조, 제49조제3항·제4항, 제51조제3항부터 제5항까지, 제52조제1항, 제53조, 제54조제3항, 제54조의2 또는 제59조를 위반한 경우

2. 제22조제1항에 따른 미수금의 대지급을 부정하게 청구한 경우
3. 제24조제1항에 따른 이송처치료를 과다하게 징수하거나 같은 조 제2항을 위반하여 이송처치료 외에 별도의 비용을 징수한 때
4. 제34조에 따라 당직의료기관으로 지정받은 자가 응급의료를 하지 아니한 경우
5. 제50조제1항에 따른 시정명령 · 정지명령 등 필요한 조치를 따르지 아니한 경우
6. 그 밖에 이 법 또는 이 법에 따른 명령을 위반한 경우

④ 제3항에 따라 영업허가의 취소처분을 받은 자는 그 처분을 받은 날부터 1년 이내에는 그 업을 개설 · 운영하지 못한다.

⑤ 제1항과 제3항에 따른 행정처분의 세부 사항은 보건복지부령으로 정한다.

**제56조(청문)** 보건복지부장관, 시 · 도지사 또는 시장 · 군수 · 구청장은 다음 각 호의 어느 하나에 해당하는 처분을 하려면 청문을 하여야 한다.
1. 제35조제1항에 따른 응급의료기관의 지정의 취소
2. 제55조제1항에 따른 응급의료종사자의 면허 또는 자격의 취소
3. 제55조제3항에 따른 의료기관 등의 개설 또는 영업에 관한 허가의 취소 및 폐쇄 명령

**제57조(과징금)** ① 보건복지부장관, 시 · 도지사 또는 시장 · 군수 · 구청장은 의료기관이나 이송업자 또는 구급차등을 운용하는 자가 제55조제3항 각 호의 어느 하나에 해당하는 경우로서 그 업무의 정지가 국민보건의료에 커다란 위해를 가져올 우려가 있다고 인정되는 경우에는 업무정지처분을 갈음하여 3억원 이하의 과징금을 부과할 수 있다. 이 경우 과징금의 부과 횟수는 세 번을 초과할 수 없다.

② 제1항에 따라 과징금을 부과하는 위반행위의 종류, 위반 정도에 따른 과징금의 금액과 그 밖에 필요한 사항은 대통령령으로 정한다.

③ 제1항에 따른 과징금을 내야 할 자가 납부기한까지 이를 내지 아니하면 보건복지부장관은 국세 체납처분의 예에 따라 징수하고, 시 · 도지사 및 시장 ·

군수·구청장은 「지방행정제재·부과금의 징수 등에 관한 법률」에 따라 징수한다.

**제58조(권한의 위임)** 이 법에 따른 보건복지부장관의 권한은 그 일부를 대통령령으로 정하는 바에 따라 시·도지사 또는 시장·군수·구청장에게 위임할 수 있다.

**제59조(유사명칭 사용 금지)** ① 이 법에 따른 응급구조사, 구급차, 중앙응급의료센터·권역응급의료센터·권역외상센터·전문응급의료센터·지역응급의료센터·지역외상센터·지역응급의료기관 또는 응급의료지원센터가 아니면 각각의 명칭 또는 이와 유사한 명칭을 사용하지 못한다.

② 다음 각 호 외의 의료기관은 응급환자 진료와 관련된 명칭이나 표현을 사용하거나 외부에 표기하여서는 아니 된다.

1. 이 법에 따라 지정받은 응급의료기관
2. 제35조의2제1항에 따라 신고한 의료기관
3. 종합병원

**제59조의2(업무 검사와 보고 등)** ① 보건복지부장관, 시·도지사 또는 시장·군수·구청장은 응급의료종사자 및 응급의료기관등에 대한 지도·감독이 필요하다고 인정되는 경우 관계 공무원으로 하여금 그 업무 상황, 시설 또는 진료기록부, 간호기록부, 제49조에 따른 출동 및 처치 기록지, 운행기록대장 등 관계 서류를 검사하게 하거나 관계인에게서 진술을 들어 사실을 확인하게 할 수 있으며, 응급의료종사자 및 응급의료기관등에게 필요한 사항의 보고 또는 관계 서류의 제출을 명할 수 있다. 이 경우 응급의료종사자 및 응급의료기관등은 정당한 사유 없이 이를 거부하지 못한다.

② 제1항의 경우 관계 공무원은 그 권한을 표시하는 증표 및 조사목적, 조사기간, 조사범위, 조사담당자, 관계 법령 등이 기재된 조사명령서를 지니고 이를 관계인에게 보여주어야 한다.

③ 보건복지부장관은 시·도지사 또는 시장·군수·구청장에게 관할 구역 내

응급의료종사자 및 응급의료기관등에 대하여 제1항에 따른 업무 검사와 보고 등을 실시할 것을 요구할 수 있다.

## 제10장 벌칙

**제60조(벌칙)** ①「의료법」 제3조에 따른 의료기관의 응급실에서 응급의료종사자(「의료기사 등에 관한 법률」 제2조에 따른 의료기사와 「의료법」 제80조에 따른 간호조무사를 포함한다)를 폭행하여 상해에 이르게 한 사람은 10년 이하의 징역 또는 1천만원 이상 1억원 이하의 벌금에 처하고, 중상해에 이르게 한 사람은 3년 이상의 유기징역에 처하며, 사망에 이르게 한 사람은 무기 또는 5년 이상의 징역에 처한다.

② 다음 각 호의 어느 하나에 해당하는 자는 5년 이하의 징역 또는 5천만원 이하의 벌금에 처한다.

1. 제12조제1항을 위반하여 응급의료를 방해하거나 의료용 시설 등을 파괴·손상 또는 점거한 사람
2. 제36조에 따른 응급구조사의 자격인정을 받지 못하고 응급구조사를 사칭하여 제41조에 따른 응급구조사의 업무를 한 사람
3. 제51조제1항을 위반하여 이송업 허가를 받지 아니하고 이송업을 한 자

③ 다음 각 호의 어느 하나에 해당하는 사람은 3년 이하의 징역 또는 3천만원 이하의 벌금에 처한다.

1. 제6조제2항을 위반하여 응급의료를 거부 또는 기피한 응급의료종사자

1의2. 제36조의2제3항을 위반하여 다른 사람에게 자기의 성명을 사용하여 제41조에 따른 응급구조사의 업무를 수행하게 한 자

1의3. 제36조의2제5항을 위반하여 다른 사람에게 자격증을 빌려주거나 빌린 자

1의4. 제36조의2제6항을 위반하여 자격증을 빌려주거나 빌리는 것을 알선한 자

2. 제40조의 비밀 준수 의무를 위반한 사람. 다만, 고소가 있어야 공소를 제기할 수 있다.
3. 제42조를 위반하여 의사로부터 구체적인 지시를 받지 아니하고 응급처치를 한 응급구조사

④ 다음 각 호의 어느 하나에 해당하는 자는 1년 이하의 징역 또는 1천만원

이하의 벌금에 처한다.

1. 제18조제2항을 위반한 응급의료종사자, 의료기관의 장 및 구급차등을 운용하는 자
2. 제44조제1항을 위반하여 구급차등을 운용한 자
3. 제44조의4를 위반하여 자기 명의로 다른 사람에게 구급차등을 운용하게 한 자
4. 제45조제1항을 위반하여 구급차등을 다른 용도에 사용한 자

**제61조(양벌규정)** 법인의 대표자나 법인 또는 개인의 대리인, 사용인, 그 밖의 종업원이 그 법인 또는 개인의 업무에 관하여 제60조의 위반행위를 하면 그 행위자를 벌하는 외에 그 법인 또는 개인에게도 해당 조문의 벌금형을 과(科)한다. 다만, 법인 또는 개인이 그 위반행위를 방지하기 위하여 해당 업무에 관하여 상당한 주의와 감독을 게을리하지 아니한 경우에는 그러하지 아니하다.

**제62조(과태료)** ① 다음 각 호의 어느 하나에 해당하는 자에게는 300만원 이하의 과태료를 부과한다.

1. 제31조의2를 위반하여 응급의료기관의 지정기준에 따른 시설 · 인력 · 장비 등을 유지 · 운영하지 아니한 자

1의2. 제31조의5제2항을 위반하여 응급실에 출입하는 보호자 등의 명단을 기록 또는 관리하지 아니한 자

2. 제32조제4항을 위반하여 당직전문의등 또는 당직전문의등과 동등한 자격을 갖춘 것으로 인정되는 자로 하여금 응급환자를 진료하게 하지 아니한 자
3. 제33조를 위반하여 예비병상을 확보하지 아니하거나 응급환자가 아닌 사람에게 예비병상을 사용하게 한 자

3의2. 제47조의2제1항을 위반하여 자동심장충격기 등 심폐소생술을 할 수 있는 응급장비를 갖추지 아니한 자

3의3. 제48조 본문을 위반하여 응급구조사를 탑승시키지 아니한 자

3의4. 제47조의2제2항을 위반하여 자동심장충격기 등 심폐소생술을 할 수 있는 응급장비의 설치 신고 또는 변경 신고를 하지 아니한 자

4. 제39조 또는 제49조제1항부터 제4항까지를 위반하여 준수 사항을 지키지

아니하거나 출동 및 처치 기록 등에 관한 의무를 이행하지 아니한 자

4의2. 제44조의2제2항에 따른 신고를 하지 아니하고 구급차등을 운용한 자

4의3. 제44조의3제1항 및 제2항을 위반하여 말소 통보 또는 신고를 하지 아니한 자

4의4. 제46조의2에 따른 운행연한 또는 운행거리를 초과하여 구급차를 운용한 자

5. 제51조제3항, 제53조 또는 제54조제3항에 따른 변경허가를 받지 아니하거나 신고를 하지 아니한 자

6. 제59조를 위반하여 응급구조사·중앙응급의료센터 등의 명칭 또는 이와 비슷한 명칭을 사용하거나, 응급환자 진료와 관련된 명칭이나 표현을 사용하거나 외부에 표기한 자

7. 제59조의2제1항에 따른 검사 등을 거부·방해 또는 기피하거나, 보고 또는 관계 서류 제출을 하지 아니한 자

② 제1항에 따른 과태료는 대통령령으로 정하는 바에 따라 보건복지부장관, 시·도지사 또는 시장·군수·구청장이 부과·징수한다.

**제62조(과태료)** ① 다음 각 호의 어느 하나에 해당하는 자에게는 300만원 이하의 과태료를 부과한다.

1. 제31조의2를 위반하여 응급의료기관의 지정기준에 따른 시설·인력·장비 등을 유지·운영하지 아니한 자

1의2. 제31조의5제2항을 위반하여 응급실에 출입하는 보호자 등의 명단을 기록 또는 관리하지 아니한 자

2. 제32조제4항을 위반하여 당직전문의등 또는 당직전문의등과 동등한 자격을 갖춘 것으로 인정되는 자로 하여금 응급환자를 진료하게 하지 아니한 자

3. 제33조를 위반하여 예비병상을 확보하지 아니하거나 응급환자가 아닌 사람에게 예비병상을 사용하게 한 자

3의2. 제47조의2제1항을 위반하여 자동심장충격기 등 심폐소생술을 할 수 있는 응급장비를 갖추지 아니한 자

3의3. 제48조 본문을 위반하여 응급구조사를 탑승시키지 아니한 자

3의4. 제47조의2제2항을 위반하여 자동심장충격기 등 심폐소생술을 할 수 있는 응급장비의 설치 신고 또는 변경 신고를 하지 아니한 자
3의5. 제47조의2제3항을 위반하여 점검 결과를 통보하지 아니한 자
4. 제39조 또는 제49조제1항부터 제4항까지를 위반하여 준수 사항을 지키지 아니하거나 출동 및 처치 기록 등에 관한 의무를 이행하지 아니한 자
4의2. 제44조의2제2항에 따른 신고를 하지 아니하고 구급차등을 운용한 자
4의3. 제44조의3제1항 및 제2항을 위반하여 말소 통보 또는 신고를 하지 아니한 자
4의4. 제46조의2에 따른 운행연한 또는 운행거리를 초과하여 구급차를 운용한 자
5. 제51조제3항, 제53조 또는 제54조제3항에 따른 변경허가를 받지 아니하거나 신고를 하지 아니한 자
6. 제59조를 위반하여 응급구조사 · 중앙응급의료센터 등의 명칭 또는 이와 비슷한 명칭을 사용하거나, 응급환자 진료와 관련된 명칭이나 표현을 사용하거나 외부에 표기한 자
7. 제59조의2제1항에 따른 검사 등을 거부 · 방해 또는 기피하거나, 보고 또는 관계 서류 제출을 하지 아니한 자

② 제47조의2제4항을 위반하여 자동심장충격기 등 심폐소생술을 할 수 있는 응급장비 사용에 관한 안내표지판을 부착하지 아니한 자에게는 100만원 이하의 과태료를 부과한다.

③ 제1항 및 제2항에 따른 과태료는 대통령령으로 정하는 바에 따라 보건복지부장관, 시 · 도지사 또는 시장 · 군수 · 구청장이 부과 · 징수한다.

**제63조(응급처치 및 의료행위에 대한 형의 감면)** ① 응급의료종사자가 응급환자에게 발생한 생명의 위험, 심신상의 중대한 위해 또는 증상의 악화를 방지하기 위하여 긴급히 제공하는 응급의료로 인하여 응급환자가 사상(死傷)에 이른 경우 그 응급의료행위가 불가피하였고 응급의료행위자에게 중대한 과실이 없는 경우에는 정상을 고려하여 「형법」 제268조의 형을 감경(減輕)하거나 면제할 수 있다.

② 제5조의2제1호나목에 따른 응급처치 제공의무를 가진 자가 응급환자에게 발생한 생명의 위험, 심신상의 중대한 위해 또는 증상의 악화를 방지하기 위하여 긴급히 제공하는 응급처치(자동심장충격기를 사용하는 경우를 포함한다)로 인하여 응급환자가 사상에 이른 경우 그 응급처치행위가 불가피하였고 응급처치행위자에게 중대한 과실이 없는 경우에는 정상을 고려하여 형을 감경하거나 면제할 수 있다.

**제64조(「형법」상 감경규정에 관한 특례)** 음주로 인한 심신장애 상태에서 제12조제1항을 위반하는 죄를 범한 때에는 「형법」 제10조제1항을 적용하지 아니할 수 있다.

부칙

이 법은 공포 후 6개월이 경과한 날부터 시행한다. 다만, 제62조의 개정규정은 공포 후 2년이 경과한 날부터 시행한다.

**간(Liver)**

복부의 상부에 위치하는 커다란 고형조직으로 담즙을 생산하고 유독물이나 노폐물을 처리하는 장기.

**간염(Hepatitis)**

발열, 식욕저하, 황달, 피로를 유발하는 간의 염증.

**간질(Ephlepsy)**

무의식중에 심각한 운동반응이나 변화를 유발하는 뇌의 비정상적인 활동에 의해 야기되는 경련

**감각신경(Sensory Nerves)**

촉감, 미감, 열감, 냉감, 통증 또는 그 외의 지각을 전달하는 신경.

**갑상선(Thyroid Gland)**

기관의 전면에 위치하며, 갑상선 호르몬을 분비하는 선.

**갑상연골(Thyroid Cartilage)**

경부의 중간에 위치하는 연골.

**개방성골절(Open Fracture)**

골절된 부위를 덮고 있는 피부가 손상된 골절(= 복합골절).

**건(Tendons)**

골격근을 골격에 부착시키는 섬유 조직.

**검상돌기(Xyphoid Process)**

흉골의 3가지 구성체의 하나로서, 흉골의 제일 아래에 위치하는 연골조직.

**결막(Conjunctiva)**

눈꺼풀의 안쪽과 안구의 노출된 외면을 덮는 얇은 막.

**결장(Colon)**

맹장에서 직장쪽으로 연장된 소화기 장관으로, 때때로 대장의 동의어로 사용하기도 한다.

**결핵(Tuberculosis, TB)**

보통 폐에 잘 생기는 만성적 세균질환으로 증상은 기침, 피로, 체중감소, 흉통, 각혈이 있다.

**경동맥(Carotid Artery)**

대동맥에서 분지되는 동맥으로 외경동맥과 내경동맥으로 구성되며, 경부(목)에서 촉지 가능

**경련(Convulsion)**

강력한 불수의성의 수축 또는 수의근의 연속적 수축(Spasm).

**경막(Dura Mater)**

뇌와 척수를 싸고 있는 조직(3층의)의 가장 바깥 부분

**경막외 혈종(Epidural Hematoma)**

두개골 아래와 경막 상부에 생긴 혈종. 주로 심한 동맥출혈을 야기하고 심각한 급성의 상을 나타낸다.

**경막하 혈종(Subdural Hematora)**

뇌의 겉을 싸는 경막의 하부에 혈액이 모이는 것으로 주로 정맥출혈을 야기하고

비교적 만성으로 수 일에서 수 주일 후에 증상이 나타난다.

**경추(Cervical Vertebrae)**
경부(목)의 척추.

**경추보호대(Cervical Collar)**
외상으로 인한 경추나 신경의 손상이 의심될 때 사용하는 경부(목)를 고정하기 위한 장비

**고급응급구조사(EMT-Paramedic)**
응급 의료에 관한 전문적인 교육을 받은 응급구조사로 응급구조사 중 최상급.

**고막(Tympanic Membrane)**
귀의 중이와 외이의 사이에 위치하는 막.

**고혈당증(Hyperglycemia)**
혈중에 당이 너무 많이 포함돼 있는 상태. 당뇨성 혼수를 일으킨다.

**고혈압(Hypertensioin)**
비정상적으로 높은 혈압(보통 140/90 이상).

**골격(Skeleton)**
골격구조. 인체를 지지해주는 구조물. 206개의 뼈로 구성되어 있다.

**골반(Pelvis)**
천골과 2개의 골반골로 이루어진 구조물.

**골수(Bone Marrow)**
골격의 중앙에 위치하면서 조혈기능을 갖는 골격의 연한 부분.

**골절(Fracture)**

신체의 일부, 특히 골격의 일부가 파손되는 것.

**골절-탈구(Fracture-dislocation)**

관절이 탈구되고, 관절 근처의 골격이 골절된 경우.

**공기부목(Air Splint)**

공기를 주입하여 골절부위를 고정하는 부목.

**공기색전(Air Embolism)**

혈액 내로의 공기(정맥으로의 공기유입 또는 갑작스런 압력감소로 혈액 중에 질소의 거품이 생기는 것 등)에 의하여 혈전이 생기고 이것에 의하여 혈관이나 말초혈관 등이 막히는 것.

**관상동맥(Coronary Arteries)**

심장에 분포하는 동맥으로 심근에 혈액을 공급해 준다.

**관절(Articulation)**

2개 혹은 그 이상의 골격이 정상적으로 연결되는 움직일 수 있는 부위.

**광견병(Rabies)**

중추신경계의 급성 바이러스 감염으로 발생하는 질환으로 광견병에 걸린 박쥐, 늑대, 개, 고양이 등에게 물렸을 때 발생한다.

**괴사(Necrosis)**

조직의 파괴 또는 사멸.

**교감신경계(Sympathetic Mervous System)**

자율신경계의 일부분으로서 혈관이 수축하고 땀을 나게 자극하며 심박동수가 증가하고 괄약근을 수축시킴.

**구강기도기(Oropharyngeal Airway)**

입으로 삽입되는 기도기로 기도유지를 위하여 사용된다.

**구강-비강 대 구강 인공호흡(Mouthnose to Mouth Ventilation)**

구조자의 입으로 소아의 입과 코 주위를 둘러싼 후에 인공호흡을 시행하는 것.

**구강 대 구강 인공호흡(Mouth to Mouth Ventilation)**

환자의 입을 통해 구조자가 입으로 불어 넣는 인공호흡.

**구강 대 기문 인공호흡(Mouth to Stoma Ventilation)**

후두가 제거되어 기관기문(Tracheal Stoma)을 가진 환자에게 행하는 인공호흡법.

**구강 대 마스크 인공호흡(Mouth to Mask Ventilation)**

마스크를 통해 입으로 실시하는 인공호흡

**구강 대 비강 인공호흡(Mouth To Nose Ventilation)**

환자의 코에 입으로 불어 넣어주는 인공호흡법.

**구조(Rescue)**

신속하고 활발한 행동으로 죽음이나 파멸의 위기에 빠진 사람을 구해 내는 것.

**구출(Extrication)**

어려운 상황이나 위치에서 환자를 구조하는 행위.

**구토(Emesis)**

섭취한 음식물을 입으로 토하는 것.

**궤양(Ulcer)**

피부나 점막표면의 조직상실이나 염증에 의한 손상.

**글래스고우 혼수지표(Glasgow Coma scale)**
의식상태를 평가하는 지표. 두부손상의 정도를 나타내는 지표이다.

**급성 심근경색증(Acute Myocardial Infarction)**
심근에 분포하는 관상동맥의 기질적 변화로 인하여 심근으로의 혈류가 차단되어 산소부족으로 심근이 허혈되는 질환(= Heart Attack).

**기관삽관튜브(Endotracheal Tube)**
기관내 삽관시 사용하는 관.

**기관내삽관(Endotracheal Intubation)**
기도의 유지를 위하여 입이나 코를 통하여 기관으로 관을 삽입하는 행위.

**기도(Respiratory Tract)**
호흡시 공기가 지나가는 통로로서 코, 후두, 기관, 기관지, 세기관지로 구성된다 (=Airway)

**기본 응급처치(First Aid)**
의학적 치료를 받기 전에 환자에게 우선적으로 시행하는 응급처치와 보호.

**기본 인명 구조술(Basic Life Support)**
주로 기계적 장비를 이용하지 않고 이루어지는 기본적인 응급처치 요령.

**난소(Ovaries)**
난자와 성호르몬들을 생성하는 여성 생식기.

**난자(Ovum)**
여성 생식세포로 정자에 의하여 수정되면 새로운 생명을 만든다.

**남용(Overdose)**

약물의 지나친 복용.

**뇌간(Brain Stem)**

척수와 대뇌 사이에 있는 뇌의 일부분으로 소뇌에 의하여 싸여 있다. 호흡기능과 순환기능과 같은 생명을 위한 작용을 통제한다.

**뇌막(Meninges)**

뇌와 척수를 싸고 있는 조직의 세포층으로 경막, 연막, 지주막으로 이루어져 있다.

**뇌신경(Cranial Nerves)**

뇌에서 분기되는 12쌍의 말초신경으로 주로 시각, 청각, 후각 등의 감각과 관련이 있다.

**뇌진탕(Cerebral Concussion)**

물리적 충격에 의하여 뇌의 기능에 일시적인 장애가 나타나는 것. 의식 상실, 역행성 건망증, 감정 불안과 같은 정신기능 외 장애를 동반할 수 있다.

**뇌척수액(Cerebrospinal Fluid)**

지주막과 연막 사이의 공간에 채워져 있는 액체로 뇌와 척수를 충격으로부터 보호하고 영양공급의 역할을 한다.

**뇌혈종(Cerebral Hematoma)**

뇌조직 안에 출혈로 혈액이 축적되는 경우 또는 그 혈액

**늑골(Ribs)**

흉추에서 발생하여 흉곽의 전면으로 뻗어 있는 12쌍의 아치형 골격.

**다뇨증(Polyuria)**

자주 소변을 보는 것. 당뇨병의 특징이다.

**담낭(Gallbladder)**

간 아래 부분에 있는 타원형 모양의 주머니로서, 간으로부터 담즙을 모아 담관을 통해 십이지장으로 보낸다.

**담즙(Bile)**

간에서 분비되는 액체의 소화제로서 담낭에 축적되며, 담관을 통하여 십이지장으로 배출된다. 이 소화효소는 지방을 소화하는 데 필요하다.

**당뇨병(Diabetes Mellitus)**

탄수화물(당)을 산화하는 기능이 저하된 대사성 질환으로 대개는 인슐린의 부족으로 발생한다.

**대뇌(Cerebrum)**

뇌의 3부분 중 가장 큰 부분이고 큰뇌라고도 한다. 청각, 균형, 언어, 인지, 감정, 개성 등을 통제하는 여러 개의 엽(lobe)으로 이루어져 있다.

**대동맥(Aorta)**

심장과 말초동맥들을 연결하는 인체에서 가장 큰 동맥.

**대사성 쇼크(Metabolic Shock)**

구토, 설사, 과잉 방뇨 등으로 인한 체액의 손실과 대사의 불균형으로 발생하는 쇼크.

**대퇴골(Femur)**

골반에서 무릎까지 뻗어 있고 몸에서 가장 크고 긴 골격.

**돌연변이(Mutation)**

비정상적인 유전적 변화.

**동공(Pupil)**

눈의 홍채, 중간이 동그랗게 열리면서 빛의 양을 조절

**동맥(Artery)**

심장으로부터 신체의 조직으로 혈액을 운반하는 혈관.

**동맥경화증(Arteriosclerosis)**

동맥벽에 콜레스테롤이 침착되어 벽이 두꺼워지고 탄력을 잃게 되어 혈관의 수축, 이완기능이 저하되는 질병.

**동상(Chilbrain)**

추운 환경에 신체를 오래 노출시킴으로써 발생하는 병변.

**동창(Frostbite)**

긴 시간 동안 추위에 노출되어 일어나는 손상으로 깊은 조직에서 발생하는 피부괴사.

**바이러스(Virus)**

감염성 질병의 특유한 원인균으로 크기가 매우 작다.

**박테리아(Bacterium)**

감염을 일으키는 미생물의 종류.

**방광염(Cystitis)**

방광의 염증.

**백-밸브 마스트(Bag valve Mask Resuscitators)**

90% 이상의 농도의 산소를 공급하기 위한 방법으로 안면에 부착하는 마스크, 산소를 주입하는 백, 산소통으로 구성된다(= 수동식 산소호흡기).

**백신(Vaccine)**

질병에 대한 면역을 증가시키거나 생산하기 위해서 투여되는 죽은 미생물 또는 살아있는 유기체의 표본.

**백혈구(Leukocytes)**

몸의 면역기능과 관련이 있는 혈액의 한 성분.

**백혈병(Leukemia)**

백혈구 세포의 비정상적인 증가와 골수와 임파조직의 병리학적 변화로 특정 지워지는 혈액의 암.

**벤츄리 마스트(Venturi Mask)**

얼굴 마스크에 연결된 전달 튜브를 통해서 농축 산소를 공급하는 호흡보조기구로 저농도의 일정한 양을 유지할 수 있어서 COPD 환자에게 산소 투여시 사용.

**변비(Constipation)**

대변이 잘 나오지 않는 것. 배변이 드물거나 곤란함.

**복강(Abdominal Carity)**

횡격막과 골반 사이에 위치하는 공간으로 복강 장기(간, 비장, 담낭, 위, 심이지장, 소장, 대장 등)가 위치한다.

**복합골절(Compound Fracture)**

표면의 피부가 손상을 입는 골절(= 개방성 골절)

**봉합(Suture)**

봉합사로 열상부위를 꿰매는 행위.

**부교감신경계(Parasympathetic Nervous System)**

혈관을 이완시키거나 심장박동을 느리게 하고, 괄약근을 완화시키는 작용 등을 하는 자율신경계.

**부목(Splint)**

골절이나 탈구 등의 손상부위를 고정시키는 데 이용되는 장비.

**부정맥(Arrhythmia)**

심장박동이 비정상적인 상태.

**부종(Edema)**

세포외액이 비정상적으로 다량 축적되는 것.

**분만(Labor)**

산도를 열고 태아를 외음부쪽으로 밀어주기 위하여 자궁근육이 수축하는 것.

**불수의근(Involuntary Muscle)**

개인의 의식과 무관하게 자율적으로 운동하는 근육(= 평활근).

**비강기도기(Nasopharyngeal Airway)**

코를 통하여 인두까지 삽입되는 기도기.

**산소결핍증(Anoxia)**

산소가 부족한 현상.

**산증(Acidosis)**

체내에 산이 축적되거나 염기가 부족하여 산성을 유발하는 상태.

**삼각건(Sling)**

팔 손상시 상체에 지지하거나 목에 묶는 형태의 삼각형 붕대나 그와 유사한 천.

**삽관(Intubation)**

환기를 돕기 위해서 기도 내로 튜브를 넣는 행위.

**상악골(Maxilla)**
얼굴 양 옆의 위턱을 이루는 골격.

**상완골(Humorous)**
상지의 근위부를 지지하는 골격으로 근위부로는 견갑골과 연결되며, 원위부로는 척골과 요골에 연결된다.

**색전증(Embolism)**
혈류에 의하여 어떤 장소로부터 운반된 혈전 또는 이물질에 의하여 혈관이 폐쇄되는 것.

**생명의 별(Star Of Life)**
응급구조에 관련되는 요원이나 응급차량에 부착되는 표식.

**생체징후(Vital Sign)**
심박수, 호흡수, 혈압, 체온 등의 생명현상을 나타내는 지표.

**서맥(Bradycardia)**
규칙적이지만 느린 맥박(보통 60회/분 이하)

**선한사마리아인법(Good Samaritan's Laws)**
응급상황에서 환자를 자발적으로 도운 사람이 선의의 응급처치 중에 파생된 문제점에 대하여 법적으로 보호를 받도록 하는 법규.

**설사(Diarrhea)**
배변이 유동성이며 그 빈도가 많은 것.

**섬망(Delirium)**
사고, 기억, 감각 등의 인식과정의 전반적 장애로 현실에 대한 판단력이나 지남력의 장애

**성폭행(Sexual Abuse)**

추행이나 강간을 칭하는 단어로 신체적 손상의 동반여부에 관계없이 사용된다.

**소뇌(Cerebellum)**

뇌의 중요한 3부분 중 하나로서, 운동기능과 평형을 조절한다.

※ 소아마비: 두통, 열, 위장 증상, 경직된 목, 마비증상을 동반하는 급성 바이러스 질병.

**소장(Small Intestine)**

위와 맹장 사이의 소화관. 십이지장, 회장, 공장으로 구성.

**소화계(Digestive System)**

위장, 입, 타액선, 인두, 식도, 간, 담낭, 췌장, 직장, 항문 등 소화에 관계되는 기관.

**수지 교차법(Cross-finger Technique)**

환자의 입을 열기 위하여 엄지와 검지를 엇갈려서 치아를 여는 방법.

**수혈(Transfusion)**

혈액이나 혈액제재를 혈관으로 투여하는 행위.

**순환계(Circulatory System)**

☞ 심혈관계를 볼 것.

**슬관절(Knee joint)**

대퇴골의 원위부와 경골 근위부 사이의 관절(= 무릎관절).

**시반(Dependent Lividity)**

사망시간이 경과한 시신에서 나타나는 현상으로 중력에 의해 혈액이 몸의 아래쪽으로 가라 앉아 검푸른 반점이 나타나는 현상. 보통 사후 15~30분에 나타남.

**신경(Nerves)**

척수나 뇌로부터 뻗은 가지. 감각신경, 운동신경 또는 그들의 조합.

**신장(Kidneys)**

후복막강에 위치하며 호르몬과 소변을 생성하는 기관.

**신진대사(Metabolism)**

생명을 위한 에너지가 음식물에서 추출되고 세포 내에서 소비되는 일련의 화학적 과정.

**실제적 동의(Actual Consent)**

환자가 치료와 이송에 대해 구급대원에게 직접적으로 표현한 동의. 실제적 동의는 언어, 끄덕임, 다른 동의의 표현들로도 가능.

**심박출량(Cardiac Output)**

매 분당 심장의 좌심실에서 방출되는 혈액량.

**심실세동(Ventricular Fibrillation)**

심정지로 되는 가장 일반적인 부정맥으로 심실이 정기적으로 수축되지 않고 계속해서 빠르게 떠는 현상으로 정상적인 혈액 박출이 일어나지 않음.

**심전도(Electrocardiogram, ECG, EKG)**

심장에 흐르는 전류를 측정하여 심장의 기능을 검사하는 장비.

**심폐소생술(CPR, Cardiopulmonary Resuscitation)**

심박동과 호흡이 없는 환자에게 인위적으로 혈액을 순환시키고 폐에 공기를 환기시키는 행위.

**안면 산소 마스크(Face Mask)**

환자에게 적절한 산소를 투여하기 위하여 입과 코를 덮는 장비.

**앙와위(Supine)**
얼굴이 위로 향하게 하고 등을 지면에 닿도록 바로 누운 자세.

**약물(Drug)**
질병을 치유시키거나 사람에게 동물에게 육체적, 정신적 환희를 주는 물질.

**연골(Cartilage)**
탄성물질을 포함하는 결합조직의 한가지 유형. 관절, 골격의 끝 부분, 코나 귀와 같은 특별한 구조에서 발견된다.

**열상(Laceration)**
피부, 피하조직, 근육, 신경, 혈관 등에 칼로 베인 듯한 상처.

**열화상(Thermal Burn)**
열에 의하여 발생된 화상으로 화상의 유형 중 가장 많다.

**염좌(Sprain)**
관절을 지지해 주는 인대가 일부가 늘어나거나 손상되어 관절이 부분적이고 일시적으로 탈구되는 것.

**외상(Trauma)**
신체적 또는 정신적인 상처 또는 손상.

**요골(Radius)**
전완부의 엄지쪽으로 위치하는 골격.

**요추(Lumbar Spine)**
허리 부위에 위치하는 다섯 개의 분절된 척추(= Lumbar vertebrae)

**위(Stomach)**

식도와 십이지장 사이의 소화관으로 음식을 일시적으로 저장하고 소화시킨다.

**위궤양(Stomach Ulcers)**

위점막이 손상되는 질병.

**위액(Gastric Juice)**

위선에서 분비되는 산, 펩신 점액으로 이루어져 있다.

**응급차량(Ambulance)**

응급의료를 제공하기 위하여 고안된 자동차.

**응급구조사(Emergency Medical Technician, EMT)**

현장이나 이송 중에 응급처치를 시행하는 요원.

**응급구조사 제세동교육(EMT Defibrillation Program)**

응급구조사가 제세동을 시행할 수 있도록 훈련시키는 과정.

**응급의료체계(Emergency Medical Services: EMS System)**

응급환자의 현장처치와 신속한 이송을 위하여 운영되는 체계.

**이차 평가(Secondary Survey)**

환자의 머리끝부터 발끝까지 자세한 검사를 하는 과정.

**인공순환(Artificial Circulation)**

외부에서 가슴을 압박하여 강제적으로 혈액을 순환시키는 수단.

**인공호흡기(ventilator)**

인위적으로 산소나 공기를 투여하기 위한 장비.

**인대(Ligaments)**

골격과 골격을 연결하는 섬유질의 띠.

**일차 평가(Primary Survey)**

생명유지에 가장 치명적인 긴급한 문제를 우선적으로 검사하고 치료하는 과정.

**임신(Pregnancy)**

난자가 정자오 k수정해서 성장하고 자궁 내에서 발달하는 기간.

**자궁(Uterus)**

태아를 감싸고 영양공급을 하는 근육 조직으로, 분만이 아닌 상호아에서는 월경을 유도한다. 자궁경을 통하여 질로 열린다.

**자율신경계(Autonomic Nervous System)**

소화작용이나 발한(땀)과 같이 의시적인 수의작용으로 조절할 수 없는 기능을 조절하는 신경계의 부분.

**자폐증(Withdrawal)**

물리적 혹은 정신적인 어떤 상황으로부터 벗어나기 위하여 혼자 있으려고 하는 증상.

**저체온증(Hypothermia)**

장시간 저온에 노출되어 35℃ 이하로 체온이 떨어지는 상태.

**저혈당증(Hypoglycemia)**

혈액에 당이 너무 적게 포함되어 있는 상태로 인슐린 쇼크를 일으킨다.

**저혈압(Hypotension)**

수축기 혈압이 90mmhg 이하인 비정상적인 상태.

**적혈구(Erythrocyte)**
혈액을 구성하는 성분중의 하나로 산소를 운반한다.

**전문 인명 구조술(Advanced Life Support)**
각종 의료장비와 약물을 이용하여 전문 의료인이 환자의 생명을 구하는 응급처치.

**전염(Transmission)**
접촉, 공기, 매개체, 매개동물을 통하여 질병이 전파되는 것.

**점막(Mucous Membrane)**
체외의 환경과 직접 혹은 간접으로 통하는 체강과 경로를 덮고 있는 내막.

**점액(Mucus)**
윤활작용을 하는 점막의 불투명하고 끈적한 분비액

**제세동(Defibrillation)**
부정맥에서 전류를 외부에서 인위적으로 부여하여 심장박동을 정상적으로 환원시키는 행위.

**제세동기(Defibrillator)**
제세동을 시행하는 장비.

**종양(Neoplasm)**
신체조직이 비정상적으로 증식하거나 새로이 증식하는 병적 성장.

**주관절(Elbow Joint)**
상완골이 요골과 척골과 이루는 관절로 팔꿈치라고도 한다.

**주사기(Syringe)**
어떤 혈관이나 공간으로 약물을 투여하거나 체액이나 혈액을 추출하는 데 이용되는 기구.

**중간 구조(Medium Rescue)**

구조차량에 적재되는 전문화된 구조장비를 이용하는 구조작업.

**중급 응급구조사(EMT-Intermediate)**

기본 인명구조술을 포함하여 정맥주사, 제세동 등을 수행할 수 있는 응급구조사.

**중추신경계(Central Nervous System, CNS)**

뇌와 척수로 구성된 몸의 중앙에 위치하고 중추적인 역할을 하는 신경계

**지남력 상실(Disorientation)**

주위 환경 중 공간, 시간 및 사람을 인지하는 능력이 상실된 상태.

**진피(Dermis)**

모낭, 땀선(한선), 신경말단, 혈관말단 등이 위치하는 피부조직으로 표피와 피하조직 사이에 위치한다.

**찰과상(Abration)**

신체의 일부가 거칠고 딱딱한 표면에 부딪치거나 긁혀서 피부가 손상된 상태. 즉 피부의 표면만 손상된 것이다.

**척수(Spinal Cord)**

척추관 내에 위치하는 중추신경계로 뇌와 연결되어 있다.

**척주(Spinal Column)**

척추로 연결된 지지 구조물. 두개골의 하부에서부터 미골까지 연결된 33개의 척추로 구성되는 구조.

**척추(Vertebrae)**

척주를 구성하는 33개의 골격. 7개의 경추, 12개의 흉추, 5개의 요추, 5개의 천추 그리고 4개의 미추가 있다.

**천골(Sacrum)**

골반체를 형성하는 골격으로 제5요추와 연결되어 있다.

**천식(Asthma)**

기관지의 작은 구조물(세기관지)이 수축하여 공기의 유입과 배출에 지장을 초래하는 질병. 기관지의 수축으로 인하여 숨이 가쁘고 천식음(wheezing)이 청진된다.

**청색증(Cyanosis)**

순환혈액에 산소공급이 부족하거나 혈액 중의 환원 헤모글로빈 농도의 증가로 피부가 파랗게 변하는 것.

**체세포 신경계(Somatic Mervous System)**

수의적인 기능조절을 담당하는 신경구조.

**출혈(Hemorrhage)**

동맥이나 정맥의 손상으로 혈액이 누출되는 것.

**충수염(Appendicitis)**

충수돌기에 생기는 염증.

**탈구(Dislocation)**

관절을 이루는 골격의 부분이 관절에서 이탈하는 것.

**탈수(Dehydration)**

수분의 손실.

**토혈(Hematemesis)**
위장관의 출혈에 의하여 혈액을 입으로 토하는 것.

**파상풍(Tetanus)**
병원균에 의하여 신경이 감염되어 근육수축, 개구 불능과 발작, 등이 휘는 등의 증상을 나타낸다.

**패혈증(Sepsis)**
혈액 내에 유해한 독성 물질이 퍼져 있는 경우.

**폐(Lungs)**
공기로부터 혈액으로 산소를 공급하고 혈액중의 노폐물을 공기로 배출하는 조직으로 흉강 내에 위치한다.

**폐동맥(Pulmonary Artery)**
심장의 좌심실에서 폐로 나오는 주요 동맥.

**폐렴(Pneumonia)**
급성 박테리아로 인해 폐가 감염된 것.

**폐쇄성 골절(Closed Fracture)**
외부와 연결되지 않는 골절.(≠ 개방성 골절)

**폐순환(Pulmonary Circulation)**
우심실로부터 폐로 혈액이 유입되고, 산소화된 혈액이 다시 좌심방으로 가는 순환.

**폐정맥(Pulmonary Veins)**
폐로부터 산소화된 혈액이 좌심방으로 유입되는 4개의 정맥.

**폐포(Alveoli)**
산소와 이산화탄소의 교환이 일어나는 폐의 작은 공기낭.

**하부기도(Lower Airway)**
후두, 기관, 주기관지와 폐 안쪽의 공기통로.

**항생제(Antibiotic)**
미생물의 번식력을 억제하거나 죽이는 약물.

**항원(Antigen)**
항체(Antibody)의 생성을 유도하는 외부물질.

**항체(Antibody)**
항원(Antigen)의 침입에 의해 몸 안에서 생성되는 방어물질.

**해부학적 자세(Anatomic Position)**
똑바로 서서 전방을 바라보고 양팔을 몸통에 붙이고, 손바닥은 전방으로 보이도록 편 자세.

**현시적 동의(Informed Consent)**
어떤 일을 판단할 수 있는 정신적, 육체적 능력이 충분한 사람에 의해서 주어진 동의.

**혈소판(Platelets)**
혈액응고에 관여하는 혈액의 성분.

**혈압(Blood Pressure)**
동맥벽에 대한 순환하는 혈액의 압력.

**혈장(Plasma)**

혈액 세포와 영양을 운반하고 배설 장기로 노폐물을 운반하는 혈액의 끈적끈적한 액체 성분.

**혈전(Thrombus)**

혈액의 응고인자가 결합하여 형성하는 덩어리.

**혈전증(Thrombosis)**

혈전에 의하여 혈관이 막히는 현상.

**호르몬(Hormone)**

다른 위치하는 장기의 활성을 조절하는 화학물로서, 신체의 선에서 생성되는 물질.

**혼수(Coma)**

강력한 자극을 주어도 의식이 회복되지 않는 무의식상태.

**혼수(Narcosis)**

마취제에 의한 마취 또는 혼수.

**확산(Diffusion)**

고농도 쪽에서 저농도 쪽으로 농도평형을 위해 분자들이 수동적으로 옮겨지는 현상.

**황달(Jaundice)**

간질환에 의하여 담즙이 피부나 결막에 침착되어 황색을 띠는 것.

**황격막(Diaphragm)**

복강과 흉강을 나누는 구조물로서 호흡작용을 수행한다.

**후두개(Epiglottis)**

음식이나 액체가 기관으로 들어감을 막고 기관으로 공기가 들어가는 것을 조절하는 구조물.

**흉추(Thoracic Spine)**

12개의 척추로 구성되며 위로는 경추와 연결되고 하부로는 요추와 연결된다.

# [부록 3] 응급처치와 에이즈

많은 사람들은 응급처치를 할 때 전염병에 걸릴 것을 걱정하곤 한다. 이러한 걱정은 에이즈(AIDS : acquired immune deficiency syndrome, 후천성 면역결핍증)가 만연되면서 더욱 증가되었다. 에이즈는 인간 면역체계를 파괴시켜 치명적인 감염을 일으키는 인간 면역결핍 바이러스(HIV : Human Immunodeficient Virus)에 의해 발병된다. 바이러스에 감염은 되었으나 8년 이상을 에이즈가 발병하지 않은 에이즈 감염인 즉 보균자로 살아가는 경우도 있는데, 중요한 것은 그 기간동안에도 다른 사람에게 전염시킬 수 있다는 사실이다.

응급처치를 하는 동안에 B형 간염, C형 간염과 에이즈바이러스(HIV) 등 전염병에 감염될 위험은 생각보다 훨씬 적다. 그리고 이러한 위험성은 적절한 예방수칙을 지키고, 기초위생법을 잘 지키면 보다 더 줄일 수 있다.

### ● 에이즈에 감염되는 경우

- 바이러스에 감염된 혈액과 혈액제제, 기타 체액과 이식장기 등을 통해 감염된다.
- 임신중, 출산과정, 모유수유 등 감염된 어머니로부터 전염된다.
- 에이즈가 발병하지 않은 에이즈감염인과 무방비한 성관계(동성 · 이성간)를 통해 감염된다.

**〈유의사항〉**

- 피부를 절개하거나 바늘, 주사기 등 찌르는 도구는 QKS드시 멸균한다.
- 바늘이나 주사기 등은 다른 사람과 공동으로 사용하지 말아야 한다.
- 수혈하는 혈액은 에이즈바이러스(HIV)검사를 거친 안전한 혈액을 사용한다.
- 무절제한 성관계를 금한다.

· 성관계시 콘돔을 사용하는 것이 보다 안전하다(예방수칙을 잘 지키고 위험을 줄여서 자기 자신과 타인을 보호한다).

〈에이즈 예방법〉

· 피부를 절개하거나 찌르는 도구는 반드시 멸균한다.
· 바늘이나 주사기 등은 다른 사람과 공동으로 사용하지 않는다.
· 수혈하는 혈액은 에이즈바이러스 검사를 거친 혈액을 사용한다.
· 무절제한 성관계를 금한다.
· 성관계시 반드시 콘돔을 사용하는 것이 안전하다.

## ● 에이즈에 감염되지 않는 경우

· 안전수칙을 준수하면서 응급처치를 한다.
· 환자의 혈액이나 체액이 상처가 없는 피부에 닿았을 경우이다.
· 에이즈 감염인이 아닌 사람이 헌혈하는 경우을 말한다.
· 에이즈 감염인을 돌볼 때 예방수칙을 철저히 지키는 경우이다.
· 포옹, 악수 등과 같은 단순한 접촉을 하는 경우는 괜찮다.
· 음식과 물을 통해서는 전파되지 않는다.
· 기침이나 재채기 등 공기로는 감염이 되지 않는다.
· 곤충이나 모기에 물리는 경우는 감염되지 않는다.
· 변기를 공동으로 사용하는 경우는 괜찮다.
· 옷이나 침대를 공동으로 사용하는 경우는 관계없다.
· 에이즈 감염인과 함께 수영을 하는 경우는 감염되지 않는다.

## ● 응급처치할 때의 기본위생 수칙

· 응급처치를 하기 전, 후에 반드시 비눗물로 손을 씻는다. 만약 장갑을 사용하더라도 착용 전, 후에 반드시 손을 씻어야 한다.
· 가급적 체액과의 직접 접촉은 피해야 한다. 혈액이나 기타 체액이 묻은 물건도 만져서는 안 된다. 특히 대량 사상자에게 응급처치를 해야 하는

경우에는 각별한 주의를 기울여서, 예방수칙을 잘 지키고 반드시 장갑을 착용해야 한다.

· 부상자 주변에서 발견된 깨진 유리나 날카로운 물체에 찌리지 않도록 조심해야 한다.

· 날카로운 도구나 장비 등을 다루고 사용할 때나 소독하거나 폐기할 때 찔리지 않도록 주의하여야 한다.

· 베이거나 상처가 난 피부에는 깨끗하고 마른 드레싱을 하여야 한다.

· 만성적인 피부 질환으로 손에 상처가 있는 사람은 출혈이나 개방형 상처가 있는 부상자와 직접 접촉해서는 안 된다(응급처치 전이나 직후에 비눗물로 손을 깨끗이 씻어야 한다).

## ● 구조호흡 할 때

에이즈나 다른 감염성 질환에 전염될 것을 두려워하여 생명을 구할 수 있는 기회를 놓쳐서는 안 된다. 부상자의 입 안에 출혈이 있거나, 응급처치요원이 입안에 상처가 있을 때는 직접적인 접촉을 피해야 한다.

· 가능한 한 깨끗한 천이나 손수건으로 부상자 입 안의 혈액을 깨끗이 닦아내고, 기도를 유지한다.

· 구조호흡 할 때 안면보호막(face shield)이나, 간이마스크의 사용법을 익혀둔다. 구급함에 이러한 비품을 비치하거나, 응급처치요원이 휴대하여야 한다.

## ● 출혈환자를 다룰 때

심한 출혈은 생명을 위협할 수 있다. 출혈이 있는 사람은 지혈을 해야 한다.

· 만약 부상자가 스스로 지혈하지 못한다면, 깨끗하고 두꺼운 천이나 옷 등 적절한 것을 이용하여 지혈하고, 혈액과 직접적인 접촉을 피해야 한다. 압박붕대를 효과적으로 사용할 수 없으면 상처부위에서 심장에 가까운 주 동맥점을 압박해야 한다.

· 가급적 장갑을 착용해야 하며, 특히 대량의 부상자나 재해상황에서는

반드시 장갑을 껴야 한다.

● **부상자의 혈액이 묻었을 때**

· 부상자의 혈액이 손에 묻은 경우에는 가능한 빨리 비누로 철저하게 손을 씻는다.

· 눈에 부상자의 혈액이나 체액이 묻는 경우, 물로 충분히 씻고 잘 행구어 낸다.

· 부상자의 피가 묻은 물체에 의해 상처를 입었을 경우에는 비눗물로 상처를 철저히 씻어내고, 마른 거즈로 깨끗이 드레싱한다.

● **혈액으로 오염된 물품을 씻을 때**

피가 묻은 옷이나 천은 매우 조심스럽게 처리해야 한다.

· 혈액이 묻은 옷이나 천 종류를 처리할 때에는 일반 장갑이나 두꺼운 가정용 고무장갑을 착용하고, 사용 후에는 반드시 비닐주머니에 넣어 소각하거나 매장해야 한다.

· 피가 묻은 의류를 세탁할 때는 세제와 뜨거운 물(적어도 70도)에 최소 25분 이상 담가두어야 하며, 찬물에 적합한  세제는 보다 찬물을 사용해야 한다.(피가 묻어 오염된 물건은 매우 조심스럽게 다루어야 한다.)

● **바닥에 혈액이 떨어졌을 때**

· 바닥에 떨어진 혈액은 톱밥이나 종이수건, 헝겊조각 등과 같은 흡수가 잘 되는 것으로 닦아내어야 한다. 이때 닦아낸 헝겊이나 타월은 오염폐기물로 다루어야 하며, 비닐주머니에 넣어서 폐기하거나 소각 또는 매장하여야 한다.

· 피를 닦아낸 후에는 소독제(가정용 소독제인 락스를 1 : 10으로 희석시켜 0.1~0.5%의 농도로 사용)로 오염된 구역을 닦아내고, 10~15분 정도 지난 후에 다시 물걸레로 훔쳐낸다.

· 오염된 곳을 닦아낼 때는 두꺼운 가정용 고무장갑이나 일반장갑을 두

겹으로 착용하고, 사용 후에는 별도의 비닐주머니에 넣어서 폐기한다.

· 장갑이 없으면 비닐봉투 등 적절한 것을 장갑대용으로 사용하여 부상자의 혈액에 직접 닿지 않도록 해야 한다(혈액이나 체액을 처리한 후에는 반드시 물과 비누로 손을 깨끗하게 씻어야 한다.).

**〈에이즈 바이러스 차단하기〉**

질병의 전파위험을 최소화하기 위해, 응급처치요원들이 사용할 여러 가지 방어기구와 보호막이 개발되어 왔다. 이러한 기구들은 항상 응급처치함에 구비해 놓고 평소에 그 사용법을 익혀두어야 한다.

· 장갑은 반드시 비치해 놓되, 사용한 후에는 폐기한다.

· 구조호흡 할 때 사용할 안면보호막(face shield)이나 간이마스크를 비치해둔다.

· 고형폐기물을 수집할 때 장갑대용으로 사용할 비닐주머니도 비치해둔다.

· 두꺼운 옷이나 천 같은 것을 활용하여 체액에 직접 접촉되는 것을 피하도록 한다.[3]



3) 응급처치법 II 대한적십자사 pp. 152~156

# [부록 4] 응급처치 관련 사례

## 〈기사 1〉 구급차로 이송된 환자 54% 부실한 응급 조치

서울아산병원 응급의료센터 박영란 간호사팀은 지난해 7월10일부터 45일간 구급차에 실려 응급실에 이송된 환자 305명을 조사한 결과 응급실 도착 전 응급조치가 부적절했던 환자가 54.4%(166명)에 달했다고 밝혔다. 특히 박간호사팀은 구급차로 이송되는 환자의 대부분이 중증환자임에도 불구하고 전문의료인은 3번에 1번꼴로 동승(동승률 34%)에 불과, 위급상황에 적절한 조치를 취할 수 없는 경우가 많았다고…

… 그나마 응급차에 동승하는 의료인력이 가장 많은 119구급대의 경우, 응급구조사 1급 자격증을 갖춘 인력은 2002년 1월 기준 285명으로, 2급 응급구조사 1,379명 · 구급교육 이수자 2,409명에 비해 턱없이 부족한 것으로 드러났다. 응급처치가 부적절했던 사례로는 골절교정을 시행하지 않은 경우가 75%로 가장 많았으며 지혈 등의 순환처치 부적절 67.8%, 기도유지 부적절 47.5% 등의 순으로 나타났다고… 박간호사는 … "병원 도착 전 응급조치는 환자의 생명에 결정적 영향을 미칠 수 있다"며 "구급차 이송시 일정 수준의 자격을 갖춘 전문의료인이 동승할 수 있도록 응급의료정책이 개선돼야 한다"고 발표하였다.

[국민일보 2003년 2월 6일자 발췌]

## 〈기사 2〉 모기가 물 때 때려잡지 마라?

SBS '김용만의 TV 종합병원'은 모기를 때려잡는 단순한 행동이 초래할 수 있는 위험성을 알리고 "흡혈중인 모기를 절대로 때려잡지 말라"고 충고하는 방송을 냈다. 방송에 따르면 지구상엔 약 2700종의 모기가 존재하고 한국엔 47종의 모기가 분포하고 있는데, 문제는 모기가 아주 치명적인 병원체를 옮길 수 있다는 것. 기생충이나 바이러스를 옮겨 매년 세계적으로 200만 명의 사망자가 발생하는 원인이 된다는 것이다. 또한 모기에 물린 상처 중에는 심하게 부어오르며 괴사를 일으키는 경우가 있는데 이러한 만성 엡스타인바 바이러스는 백혈병으로까지 진행되는 경우도 있다고 한다.

그러나 가장 큰 문제는 대부분의 사람들이 모기의 위험성을 인식하지 못한다는 점이라고 지적하였다. 방송은 "모기가 물 때 때려잡지 말라"고 거듭 강조하며 실제로 미국 펜실베니아에서 57세의 여성이 흡혈 중인 모기를 때려잡다가 짓이겨진 모기의 몸에 묻어있던 곰팡이균에 의해 사망한 사례를 소개하였다.

강동성심병원 신형식 교수는 "모기가 물고 있을 때 때려잡으면 피부에 생긴 구멍으로 모기가 가지고 있는 바이러스나 독성 산성이 침투해 위험할 수 있다"며 "때려잡는 것보다 쫓아버리는 것이 덜 위험하다"는 결론을 내렸다.

[TV리포트 2006년 7월 5일자 발췌]

## 〈기사 3〉 선한 사마리아인 법의 양면성

선의의 조력자에 대한 보호법안 발의 : 응급처치를 하다 법적소송에 휘말리는 것을 막기 위한 법안이 국회에 제출됐다. 열린우리당 김덕규 의원(산자위)은 최근 이같은 내용을 담은 '응급의료에 관한 법률 일부개정법률안'을 국회에 상정했다고 밝혔다. 개정안은 응급환자에게 119 등 전문적인 응급처치가 제공되기 전이라도 응급환자의 주변 사람이 응급처치를 적극적으로 할 수 있도록 하기 위해 일반인의 응급처치로 인해 발생하는 민·형사상 책임이 면책되도록 법률적인 보호장치를 두고 있다.

법조계의 우려 : "입법취지는 전적으로 공감하지만, 민사 책임까지 면제하는 것은 피해자 입장에서는 너무 가혹하다"는 반론이 제기되고 있다. 잘못된 응급처치로 인해 사망하거나 심각한 후유증을 동반하는 경우 피해자가 마땅히 하소연할 곳이 없다는 게 이유다. 결국 개정안이 본격적으로 논의될 국회에서 이 같은 문제들이 핵심쟁점으로 떠오를 전망이다.

개정안의 핵심 : 개정안은 선의의 응급처치에 대한 면책규정을 둔 것이 특징이다. 생명이 위급한 응급환자에게 응급의료를 제공해 발생한 손해에 대해서는 고의 또는 중대한 과실이 없는 경우 응급의료종사자가 아닌 일반인에게도 민·형사상 책임을 지우지 않도록 했다. 또한 개정안은 응급의료종사자가 업무수행 중이 아닌 때에 자신의 면허 및 자격의 범위 안에서 실시한 응급의료행위도 민·형사상 책임을 면해주고 있다.
이와 함께 개정안은 일반인의 응급처치로 인한 사고를 방지하기 위해 국가와 지자체로 하여금 응급처지 요령 등의 교육·홍보를 추진할 것을 의무화했다.

논란의 핵심 : 과연 일반인의 응급처치로 인해 발생하는 민·형사상 책임을 면책하는 것이 타당한가 여부가 논란꺼리다. 상당수 전문가들은 개정안을 그대로 적용할 경우 피해자의 권리가 침해될 가능성을 제기했다. 다만 형사상 면책은 인정하는 분위기다.

문제는 민사상 면책을 인정할 것인가에 있다. 건강세상네트워크 조경애 공동대표는 "응급구조 과정에서 오히려 피해를 입는 경우도 발생할 가능성이 있지만 누군가가 도와주지 않아서 사망에 이르는 것보다는 그 피해가 적다"며, 특히 "민사상 책임을 묻지 않는 것은 일반인의 선의의 응급구호를 활성화시킬 수 있는 핵심사항"이라고 덧붙였다.

[뉴시스 2006년 11월 6일자 발췌]

## 〈기사 4〉 응급차에 응급 처치 장비가 없다?

서울 모 병원 인턴이 서울에서 충남까지 향하는 앰블런스 내에 벤틸레이터(자동산소소생기)가 없어서 2시간여 동안 호흡이 곤란한 환자에게 산소를 공급하기 위해 앰부백을 짜야 했던 일이 있었다.

국내 응급의료에 관한 법률 시행규칙에 따르면, 특수구급차의 경우 외상처치에 필요한 기본장치, 휴대용 인공호흡기, 쇼크방지용 하의, 자동제세동기, 후두경 등 기도삽관장치 등의 의료장비를 반드시 설치하도록 규정하고 있는데, 이 중 휴대용 인공호흡기에 해당하는 벤틸레이터(자동산소소생기)는 자발적인 호흡이 불가능한 환자에게 자동으로 산소를 공급하는 의료장비로 환자의 안전을 위해 그 설치의 필요성이 요구되고 있으나, 재정이 어려운 일부 병원에서는 수동으로 산소를 공급하는 앰부를 사용하는 것으로 나타났다.

… 무엇보다 생명이 위급한 환자가 응급차로 이동 시 의료장비부족으로 제대로 된 응급처치를 받지 못해 생명을 잃게 되는 불상사가 발생하지 않도록 적극적인 의료장비 도입이 요구되고 있는 실정이다.

[www.mdtoday.co.kr 2006년 5월호 중 발췌]

## 〈기사 5〉 희비 엇갈린 응급처치 사례 둘

야구 선수 '임수혁'과 '최희섭'의 응급처치 사례는 응급처치의 중요성을 극명하게 대비시킨다.

미국에서 활동중인 최희섭은 2003년 6월 8일 경기 도중 뜬공을 잡다가 투수와 심하게 부딪쳐 쓰러지면서 맨땅에 뒷머리를 강하게 부딪친 후 의식을 잃었다. 팀 닥터와 트레이너는 즉시 달려가 최희섭의 목에 보호대를 채워 경추를 고정시키는 등의 응급처치를 한 뒤 그라운드 안에서 대기중이던 앰뷸런스로 옮겼다. 병원으로 후송된 최희섭은 적절한 치료를 받고 의식을 회복했다. 현재 최희섭 선수는 선수생활을 하는 데 아무런 지장이 없다고 한다.

응급의학 전문의들은 만약 최희섭 선수가 경추가 고정되지 않은 상태에서 그냥 들 것에 실려 나왔더라면 심각한 후유증에 시달렸을 것이라고 입을 모은다.

프로야구 롯데 소속 임수혁 선수는 2000년 4월 18일 서울 잠실야구장에서 열린 프로야구 LG와의 경기에서 경기 도중 갑자기 쓰러져 의식을 잃었다. 원인은 급성 심장마비였다. 임수혁은 아무런 응급처치도 받지 못한 가운데 흔들리는 들 것에 누워 그라운드 바깥에서 대기중이던 앰뷸런스까지 갔다. 그러는 사이 임수혁의 상태가 악화된 것은 물론이고 그는 지금도 병상에 누워 있다.

응급의학 전문의들은 '현장에서 적절히 심장마사지를 하고 '자동제세동기(심장의 박동이 미미해지고 불규칙적으로 변할 때 전기적 충격을 가해 회복시키는 의료장비)'를 썼더라면 임수혁은 곧 일어날 수도 있었을 것'이라는 견해를 밝혔다.

[부산일보 2005년 1월 11일자 발췌]

### 〈기사 6〉 심폐정지 2시간45분만에 소생한 남자

등산 중 눈사태에 휘말려 중태에 빠졌던 일본인 남성(29)이 심폐가 정지된 지 무려 2시간45분만에 살아났다고 현지 언론이 9일 전했다.

신슈(信州)대 의학부 부속병원은 나가노현 북알프스 산속에서 지난 4월 눈사태에 휘말려 의식을 잃었던 이 남성이 회복, 치료를 받아왔으며 10일 후유증없이 퇴원할 예정이라고 밝혔다. 의료진은 "심폐정지로부터 회복한 일본 내 사례로는 정지시간이 가장 길었다"고 말했다.

이 남성은 4월8일 오후 눈사태에 휘말렸다. 이튿날 오전 경찰 헬기로 구출됐으나 이미 심폐정지 상태였다. 현지 병원에서 응급처치를 받았지만 회복되지 못해 신슈대 부속병원으로 후송됐다. 후송 중 구급대원이 심장 마사지를 계속했으며 인공심폐장치를 달았다. 이 장치를 단지 1시간 뒤 심장이 뛰기 시작했다고 한다. 의료진은 심장 마사지가 주효했다면서 특히 남성의 몸이 저체온이었던 덕분에 뇌의 산소소비량이 적어 충격이 덜 했으며 젊고 체력이 좋아 기적적으로 소생할 수 있었다고 설명했다.

[연합뉴스 2006년 6월 9일자 배포기사 중 발췌]

# 참고문헌


1. 응급처치론, 권태홍 · 어윤국, 신광출판사, 2010.
2. 전국응급구조과교수협의회 대한응급의학회: 전문응급처치학, 대학서림, 2000.
3. 영유아 및 아동을 위한 응급처치 매뉴얼, 신상도 · 윤선화 · 정윤경 · 이경선 한국생 활안전연합, 2011.
4. 최신 기본간호학,김명자 외 12명, 현문사, 2001.
5. 병원전 및 병원 응급처치, 김영숙 외 7명, 수문사, 2001.
6. 유아안전교육, 김성희 창지사, 2002.
7. Michell J. Einzig 저, 김일옥 · 이자형 편역: 영 · 유아를 위한 응급처치, 양서원, 2001.
8. 응급처치법 소책자, 대한적십자사, 2002.
9. 의학용어와 함께하는 응급처치, 권재호, 수문사, 2016.
10. 응급처치와 심폐소생술, 한미의학, 2001.
11. 구조(구급)실무, 백남훈, 한국교육문화원, 2004.
12. 영유아 및 아동을 위한 응급처치 매뉴얼, 신상도 · 윤선화 · 정윤경 · 이경선, 사단법인 한국생활안전연합, 2011
13. 응급처치법, 대한적십자사, 2011
14. 응급처치 강사과정, 대한적십자, 2019
15. 구조 및 응급처치, 이원태 · 오수일 · 서길준, 메디칼크로스, 2009
16. 응급처치와 심폐소생술, 서길준, 오수일, 이원태, 도서출판 의학서원, 2021

# 저자약력

배 두 열

- 용인대학교졸업
- 용인대학교 교육대학원 졸업(체육교육석사)
- 경기대학교 일반대학원 졸업(경호안전학박사)
- (전) 민간경비학회 이사
- (전) 치안행정학회 이사
- (전) 한국경호경비학회 이사
- (전) 대한무도학회 이사
- 2011하계유니버시아드대회 국가대표태권도팀 감독
- (현) 대구과학대학교 태권도부 감독
- (현) 대구과학대학교 합기도부 지도교수
- (현) 대구과학대학교 배드민턴부 지도교수
- (현) 대구과학대학교 경찰경호행정과 교수

권 태 홍

-(전) 대구과학대학교 경찰경호행정과 응급처치론 강사

-현, 대한적십자사 응급처처 강사, 심리적지지 강사, 일반봉사원